「生涯現役」をかなえる
在宅透析

鈴木孝子
SUZUKI TAKAKO

幻冬舎 MC

「生涯現役」をかなえる在宅透析

はじめに

透析が始まったら、「お先真っ暗。人生終わりだ……」と絶望する人は多いと思います。わが国で透析といえば一般的に、医療機関に通って行う「施設血液透析」のことを指します。実際に9割の患者がこの方法で治療を受けています。

しかしこの方法は、人間らしい生活が奪われるといっても過言ではないほど、導入直後は特につらい治療です。週3回、1回約4時間、ベッドや椅子でじっとしたまま、体内にたまった老廃物や水分を器械の力を借りて取り除かなければならず、通院時間を含めると、1日の活動時間のほとんどが、透析のために費やされてしまいます。

また、限られた時間で一気に行うので、透析前後で水分量などの体内環境が急激に変化します。それにより血圧低下や貧血、だるさといった体調不良を起こしやすくなることも、患者さんを苦しめます。

さらに、透析以外の日も、普段の飲食に厳しい制限が課せられます。のどがかわけば水を飲み、食べたいものを食べるといった、健康であれば当たり前にできることをがまんしなければなりません。

これが生きている限り、続くのです。

そのため、働きたくても働けない、と仕事を諦めてしまう患者さんが多く、地域活動などの社会参加もしにくいのが実情です。また、職場も透析の知識がなく受け入れに積極的とはいえない、という問題もあります。透析患者の約7割、65歳未満男性でも約4割が職に就いておらず、仕事をしたいが職に就けないという人も約4割にのぼるとの調査報告もあります（全国腎臓病協議会　２０１６年）。


私は20年以上にわたり腎臓内科の専門医として、数多くの慢性腎臓病の患者さんを診てきました。その経験からいえることは、今も昔も、透析は「一生やめられない」「自由が利かない」といったネガティブな面ばかりが患者さんにも世間一般にも強く意識されており、それが患者さんの「より良く生きようとする意欲」をそいでしまっている、ということです。透析とはそういうものだ、と、患者さんも医療側も諦めているような空気が蔓延していると感じざるを得ないのです。

それでいいのでしょうか。医療技術が進歩し、透析導入後の寿命は延びています。誰しも幸せに生きる権利があります。得られた時間をもっと自由に使い、人生を輝かせることはできないのでしょうか。

そこで私が強くすすめたいのが、家にいながらにしてできる「在宅透析」です。器械を家に設置し施設と同じように行う血液透析と、自分の腹膜を使って行う腹膜透析がありま す。

在宅透析なら毎日透析ができますので、時間や回数が限られている施設血液透析よりも体調が良くなり、食事や水分の厳しい制限からも解放されます。通院も週1~月1回程度なので自由な時間が増え、仕事も趣味も旅行もしやすくなります。透析をしていない健康な人に近い生活を送ることができるようになるのです。

この方法が普及すれば、世の中から「透析になったら人生終わり」なんて言葉はなくなるでしょう。それどころか「生涯現役」も夢ではありません。

残念ながら、透析患者さんの間でもまだほとんど在宅透析の存在が知られていないのが実情です。また、あることは知っていても、詳しい情報がないために「自分でできるはずがない」と、はなから諦めてしまっている人も多く見られます。

私は1人でも多くの方に、在宅透析の良さを知っていただき、透析のためにやりたいことを諦めざるを得ないような今の風潮を変えたいとの強い思いで筆を執りました。透析していても、仕事を続けられるし、社会との関わりももてる、それが当たり前の世の中にしたいのです。

本書では、慢性腎臓病や透析の基本的な知識に触れつつ、在宅透析のメリットや導入方法などを在宅血液透析、腹膜透析それぞれについて解説しています。また、家族の方向けに、慢性腎臓病の家庭でのケアについて、メンタル面を中心としたポイントなども盛り込みました。企業経営者や人事の方向けにも、透析患者さんの社会復帰の門戸を広げ、就労のサポートをしていただきたく、透析患者さんが働くうえで雇用側が留意すべき点にも触れています。

今、透析をしている・いないにかかわらず、在宅透析および慢性腎臓病に関する疑問や不安を少しでも払拭したいとの願いを込めて書きました。本書が1人でも多くの、慢性腎臓病と向き合っている方にとっての道しるべになれば、これ以上の喜びはありません。

目次

第1章　慢性透析患者が増え続ける日本

第2章　一般的な血液透析療法の問題点
――社会復帰を難しくしているのはなぜ？――

第3章 透析患者の社会活動の門戸を開く在宅透析①

在宅血液透析

第4章 透析患者の社会活動の門戸を開く在宅透析②

腹膜透析、ハイブリッド療法

第6章 透析患者も目指せる「生涯現役」
――社会参加しやすくなる環境づくりを――

第1章

慢性透析患者が増え続ける日本

超高齢社会を背景に、透析患者数も右肩上がり

日本は今や世界有数の超高齢社会。いわゆる団塊の世代が２０２５年頃まで続々と、後期高齢者となっていきます。

この世代は１９７０年代以降、食生活が欧米化した時期に青年～壮年期を迎えており、脂質や糖質への栄養の偏りが指摘された最初の世代といえます。糖尿病や高血圧といった生活習慣病の有病率も高い傾向があります。

慢性腎臓病（ＣＫＤ：Chronic Kidney Disease）も例外ではありません。患者数推計は１３００万人超、成人の８人に１人がかかっているとされ、新たな国民病ともいわれています。ＣＫＤには先天性の腎疾患も含まれるものの、多くは糖尿病を原疾患とする糖尿病性腎症で、ＣＫＤ全体の６～７割を占めるともいわれています。

糖尿病の数は、予備群も含め今や２０００万人との推計もでています。なかでも60歳以上の男性に多く、中高年では４～５人に１人は糖尿病にかかっているとのデータもあります。ＣＫＤはこの糖尿病の、数ある合併症の１つです。医学の発達をもってしても、ひとたび低下した腎機能を回復させる治療法は確立されておらず、いかに機能低下を遅らせる

かが治療の目的になります。それでも、腎不全となり人工的に機能を補う、すなわち透析に至る患者の数は、年々増え続けているのが現状です。

日本透析医学会が毎年発表する「わが国の慢性透析療法の現況」によると、2019年末時点での透析患者数は約34万5000人。性別が判明している数のうち男性が約21万9000人、女性が約11万4000人となっています。1968年の調査開始以来、日本の透析人口は増加の一途をたどり、ここ数年では毎年5000人前後増えています。

この数値のなかには、糖尿病性腎症以外の腎臓病患者も含まれます。透析患者の主な原疾患はほかに、慢性糸球体腎炎や腎硬化症などがあります。1990年代後半まで、透析の原疾患は慢性糸球体腎炎が1位でしたが、それ以降は糖尿病性腎症が1位になっており、透析患者さん全体の約4割を占めます。

このように現代日本においては、豊かになった食生活や運動不足、そしてストレスなどもあいまって生活習慣病を発症し、透析に至ってしまう患者数が増え続けているのです。

透析の導入年齢や患者の平均年齢も年々、上昇傾向にあります。導入年齢平均は1985年で54・4歳、2019年で70・42歳。患者全体の平均年齢も1985年で50・3歳だったのに対し、2019年では69・09歳となっており、約19歳も高齢化しています。

第5章 ＣＫＤ患者のケアで心掛けたいこと
――家族も一緒に頑張ろう――

これは、透析に至るまでの薬物治療などが発達した裏返しともいえます。つまり、昔は今ほど良い薬がなく、腎機能の低下が早く進んでしまったために、透析も若いうちから導入せざるを得なかったのですが、今は病状のコントロールが良好になり、透析の導入も遅らせることができているということです。

透析は腎臓の残存機能が健常時の10%になったときを目安に導入されます。CKDにおいては、できるだけ腎機能の低下を遅らせ、できるだけ長期間、残存機能を保つことが治療目標となっていますから、透析の導入年齢や患者平均年齢の高齢化は当然の流れといえます。

「肝腎かなめ」といわれるけれど、意外と知られていない腎臓の働き

「腎臓の数値が悪いですよ」

今、透析中の人も、透析は未導入であるもののCKDの治療中、という人も、先天性で明らかな症状が出ている場合を除き、最初は健康診断などで、こんなふうに指摘を受けた

経験をおもちだと思います。

しかし、数値が悪いといわれてもいまひとつピンとこない人が多いようです。私も長年、たくさんの患者さんと接してきましたが、それは大変だとすぐ深刻に受け止める方にはなかなかお目にかかれない、というのが正直なところです。

胃や腸、肺などと比べると、腎臓は体でどんな役割を果たしているのか、一般にはあまりよく知られていないように思います。「おしっこをつくるところでしょ?」くらいはすぐ出てくるかもしれませんが、ほかにも、なくては困るとても重要な働きをしているのです。

例えば市民講座などで「いったん不要物とされた物質から、体内で利用できるものを再吸収する働きもあるんですよ」と話すと、それは知らなかった、と意外な表情を見せる方がたくさんいます。

専門医のひいき目もあるかもしれませんが、「肝腎かなめ」という言葉もあるのに、いまひとつ、知名度が低いと思われる腎臓。透析の話を始める前に、そもそも腎臓とはどんな構造で、どんな働きをしているのかをおさらいしておきます。

腎臓は、腰の高さの位置に左右1個ずつある臓器です。

腰に両手を当て親指とそのほかの指で脇腹を深くつかむようにすると、ちょうど親指が触れる、脇腹と背骨の間くらいに位置します。腰が痛いときにとんとんたたいたり、さすったりすることの多い部位でもあります。

ソラマメのような形をしていて、大きさは、大人の握りこぶし程度。重さは成人で1つ120～150gくらいなので、スマホよりちょっと軽いくらいです。

そんな、決して大きくない臓器ですが、実はここに常時、全身を流れる血液の約4分の1が流れ込んでは出ていくのです。血液の総量は一般的に、全体重の約13分の1とされています。その4分の1とすれば、体重60kgの人なら血液の総量は約4・6L、うち1L強が腎臓に流れ込んでいるということになります。

血液は心臓から押し出されたのち、約1分で体をひと巡りしてふたたび心臓に戻ってくるといわれています。最も太い大動脈で、秒速50cmとも。もちろん毛細血管ではもっと緩やかになるので、一概にはいえませんが、想像していたよりもスピーディと思った人もいるかもしれません。

腎臓には、腎動脈、腎静脈、そして尿管という、3本の管がついています。心臓が1分間に約60回も収縮し、押し出された血液は、大動脈を通って全身に運ばれますが、腎臓の

図1　血液の循環

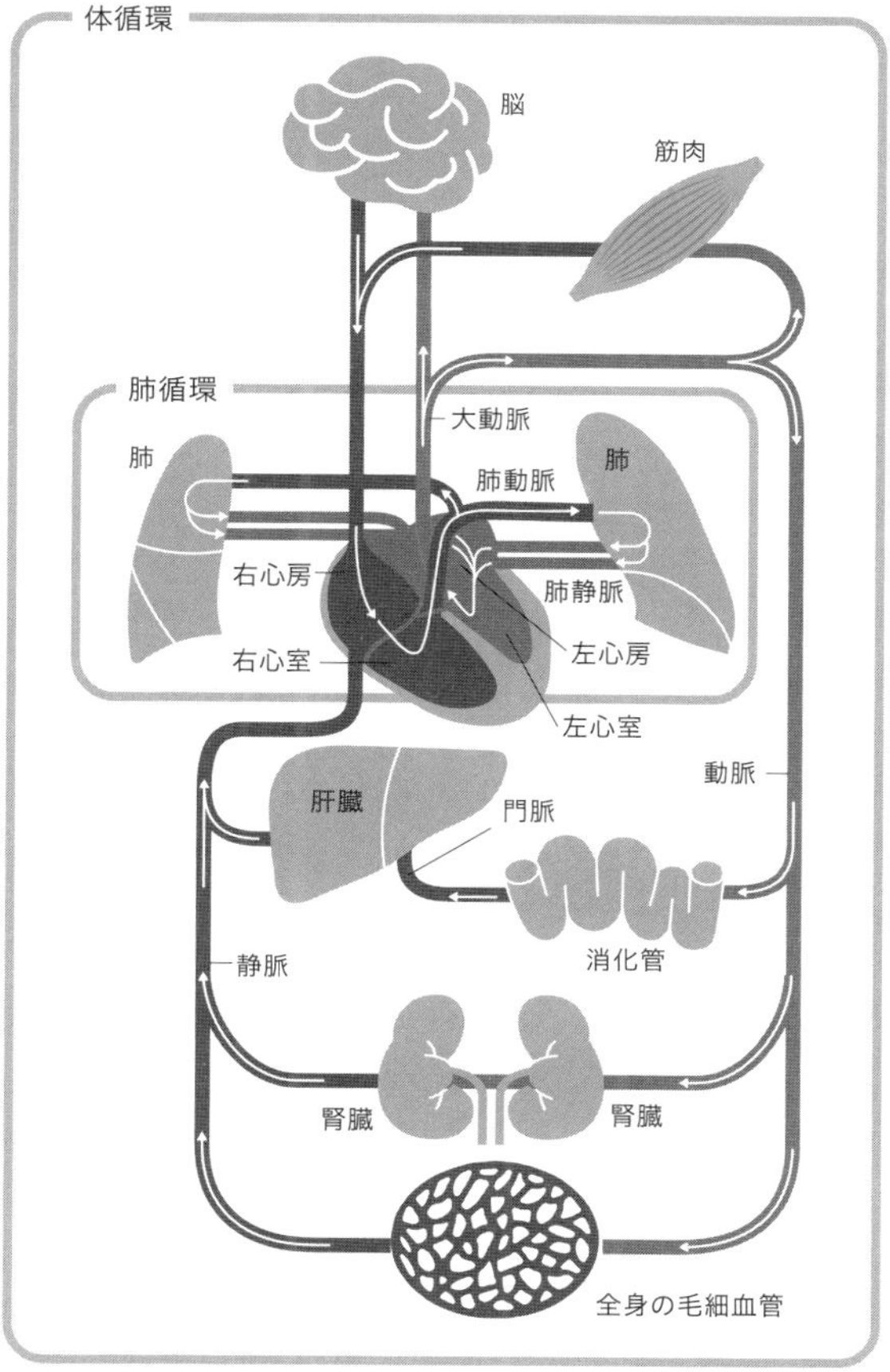

全身の血液循環は、心臓の左心室→大動脈→全身の器官・組織→上大静脈・下大静脈→右心房というルートで全身を巡る「体循環」と、心臓の右心室→肺動脈→肺→肺静脈→左心房というルートで心臓と肺を巡る「肺循環」がある

出典：『ナース専科マガジン』2014年11月号をもとに改変

近くになると枝分かれした腎動脈に入り、そこから腎臓に流れ込みます。そして腎臓を出た血液は、今度は腎静脈という誘導道路を使って、今度は大静脈といううくだり路線に合流し、肺に戻ります。このように血液は体を巡りながら、酸素や栄養素を約60兆個ともいわれる体の細胞一つひとつに届ける一方、細胞から排出された老廃物を回収しています。

さて、このように大量かつスピーディにめぐる血液の4分の1が絶えず流れ込んでいる腎臓では、何が行われているのでしょうか。

私たちは日々、食事をしたり、水分をとったり、運動したり……と、さまざまな活動をしています。体の中では、生きるために必要な栄養などを吸収する一方で、老廃物などの体に不要なものもたまってきます。また、栄養素などから酵素やホルモンなどの体に必要なものがつくられるプロセス（代謝）を経たあと、不要物もできてしまいます。その代表的なものに、アンモニアがあります。

血液は、体の一つひとつの細胞に酸素と栄養素を届ける一方、二酸化炭素と老廃物を回収する役割があります。でもそのままだとしたら、老廃物は増える一方です。なにしろ1分ほどでひと巡りするのですから、その間にどんどんたまってしまいます。

図2　腎臓の断面

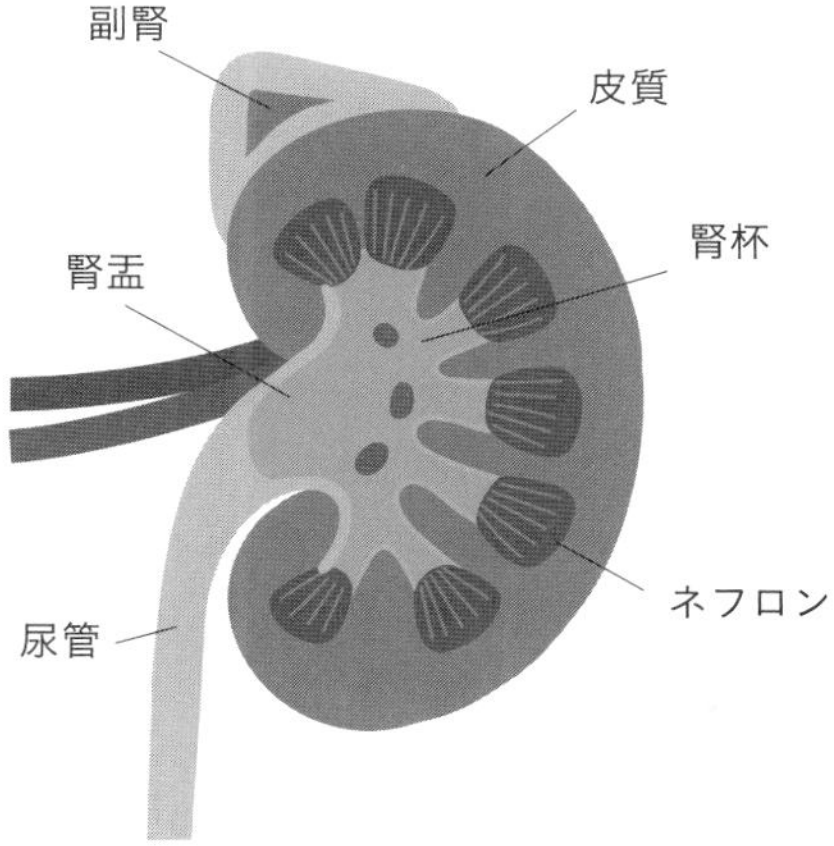

こうした老廃物を、まとめて処理する場所が必要です。その役割を担っているのが、腎臓というわけです。

先ほども述べましたが、腎臓には腎動脈と腎静脈という2本の血管と、尿管が通っています。腎動脈から流れ込んだ血液は、腎杯と呼ばれる部分を通り、ボーマンのうという袋に入ったネフロンという組織に入ります。

ネフロンは糸球体とも呼ばれ、文字からイメージされるとおり、細い細い糸のような管がたくさん集まっています。その数なんと、腎臓片方だけで100万個。左右で200万個。ネフロン1個の大きさが0・2㎜ほどですから、糸球体を構成する管がどれだけ細い

図3　ネフロンの働き

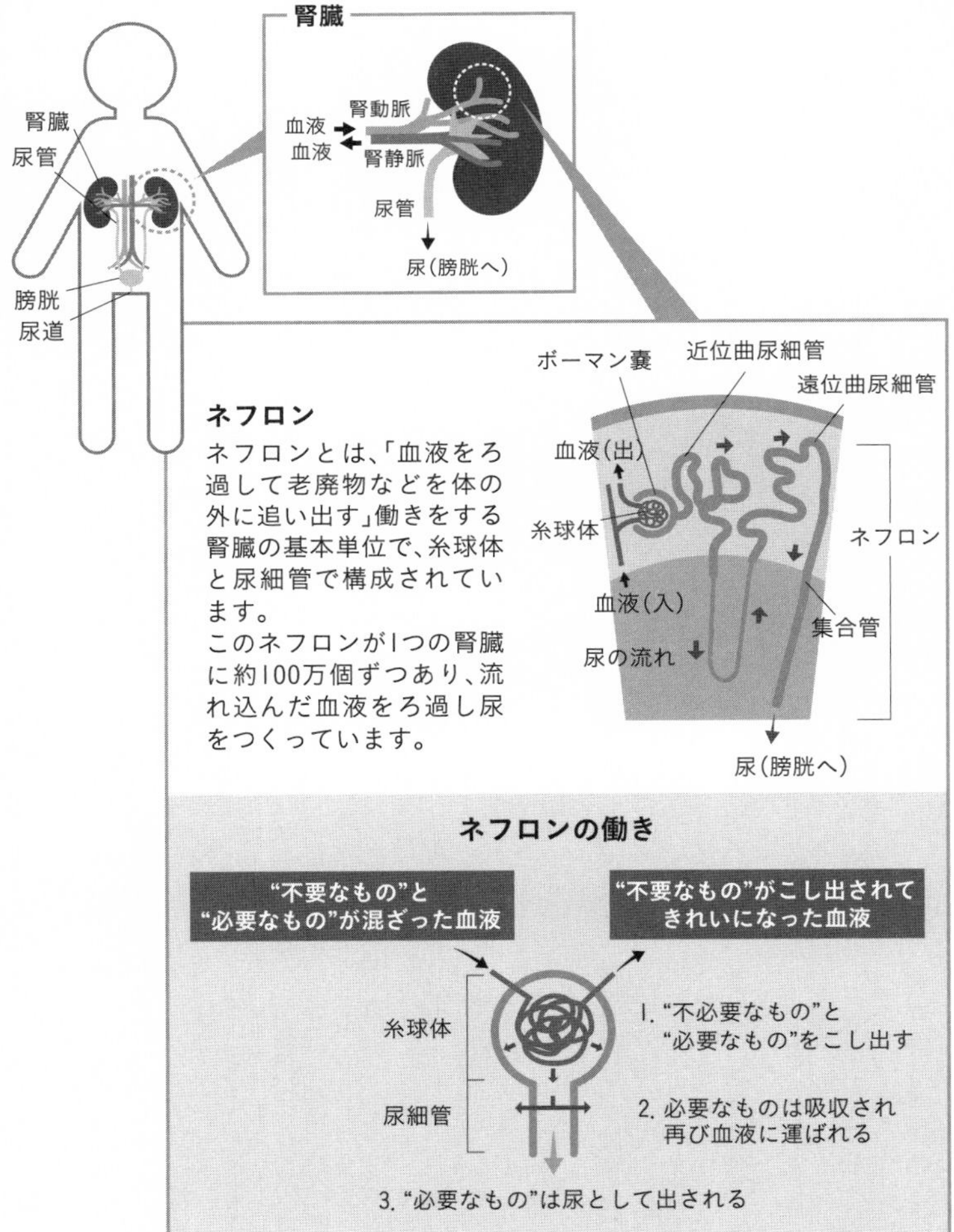

出典：知ろう。ふせごう。慢性腎臓病—CKD—サイトより

か想像してみてください。

これら200万個の糸球体が力を合わせて、老廃物や不要物をろ過しているのです。常時、全体の4分の1の血液が入っていくのですから、ネフロンは相当な働きものです。

そして1日に150Lにも及ぶ大量の尿がつくりだされ、尿細管へ運ばれます。

「えっ、ふだん、150Lもおしっこをしていないよ！」と疑問に思われる人もいるでしょう。体重50kgの人で、その3倍もの尿が毎日出たとしたら大変です。

実は、ここでつくられる尿は原尿とよばれ、ここにはまだアミノ酸やブドウ糖、ミネラルなどの、体に利用できる成分が溶け込んでいます。それを、再吸収といってふたたび血液中に戻すのも、実は腎臓の役割なのです。1日の尿量は1・5L程度なので、原尿の99％程度は血液に再吸収されることになります。

CKDにかかると、体がおぼれてしまう⁉

CKDなどによって、腎臓の働きが悪くなると、この働き者のネフロンが弱ってしまいます。そのために、老廃物や不要物がろ過されず、尿がつくられにくくなり、体にたまってしまいます。それが尿毒症（後述）と呼ばれる、さまざまな症状を引き起こすのです。

さて、尿をつくるには水分が必要です。私たちの体はそのおよそ6割が水分です。体の水分を総称して「体液」と呼んでいます。体重70kgの人の場合、42L程度が水分です。

体液は、多過ぎても少な過ぎても体に良くありません。体液が多過ぎると、いってみれば水びたしの状態になり、心臓に負担が掛かります。血液量（血液中の水分量）が増えるため、心臓が血液を送り出す力を強くしなければならないからです。また、おぼれるようなものですから、呼吸困難を起こす恐れがありますし、当然、むくみやすくもなります。

少な過ぎると、いわゆる脱水状態になり、だるくなったり、意識がもうろうとしてきたりします。夏場になると熱中症の話題がしばしば出ますが、これも脱水によるもので、処置が遅れると命を脅かすこともあります。

そうならないように、体液の調節をしているのが腎臓なのです。

水分をたくさん摂れば、体液が増え過ぎないよう、尿量を多くして排泄するようにしますし、体液が少なければ、尿量を減らして水分をあまり出さない、という具合にです。

なお、体液には、カリウムやナトリウム、カルシウムといった電解質（ミネラル）がたくさん溶け込んでいます。これらも、何か1つが多過ぎたり、少な過ぎたりなど、バランスが崩れると体調不良を引き起こします。

電解質の濃度は、細胞が生きていくために非常に重要な要素です。例えば、体液中のナトリウムの濃度が高くなると、血圧が上がったり、むくんだり、お腹や胸に水がたまるなどの異常が起こりやすくなります。

これに対し腎臓は、尿の中に排出されるナトリウムの量を増やすことで、体液のナトリウム濃度が高くならないようにしているのです。逆に体液中の電解質の濃度が低ければ、尿の中にそれらが流れ出ないようにします。

ほかの電解質も同様に、腎臓で濃度調整されます。

血圧の安定や血液をつくる働きも。腎臓はマルチプレーヤー

腎臓の機能は尿に関する役割だけではありません。

血圧を安定させたり、血液をつくったりと、循環に関わる機能も備えています。

体液が多いと心臓が大量の血液を押し出すのに力が要るので、負担が掛かります。心臓が強い力で送り出すわけですから、当然、血管にも負担が掛かります。つまり、血液が血管壁に当たるときの圧＝血圧が高くなる、ということです。腎臓は、水分と塩分のコントロールをすることで、血圧も調整しているのです。血圧が高いときは、塩分と水分の排出量を増やして血圧を下げますし、血圧が低いときは、塩分と水分の排出量を減らして血圧を上げます。

また、腎臓からはレニンという酵素が分泌されますが、これは、血圧を維持するホルモンをつくるのに不可欠です。これによっても血圧が調整されます。

このように、腎臓は体液やナトリウムの調節をすることで、血圧も安定させています。腎臓と血圧は密接に、相互に関係しています。腎臓機能が低下すると、高血圧になるリスクが高まる一方、高血圧症になると、腎臓に負担を掛け、腎臓機能を低下させる、というようにです。

血液については、私は、腎臓は「血液をつくる司令塔」と患者さんに説明しています。

というのも、腎臓からはエリスロポエチンというホルモンが分泌され、その刺激を骨髄の中にある細胞が受けることにより、赤血球がつくられるからです。腎臓の働きが悪くなると、このホルモンが出にくくなってしまうため、血液が十分につくられず、貧血になることがあります。

ｐＨ調整も腎臓の担当です。健康な人の血液は弱アルカリ性（ｐＨ７・４程度）になるように保たれています。ｐＨは食事をするなどで酸性に傾きやすくなりますが、腎臓の尿細管で血中の酸を尿に排出することで、ｐＨのバランスを保っているのです。

近年は、強い骨をつくるのにも腎臓が関与していることが分かってきています。骨の発育には複数の臓器が関わっていますが、なかでも腎臓は、カルシウムを体内に吸収させるのに必要な活性型ビタミンＤをつくっています。

活性型ビタミンＤは、腸内でのカルシウムの吸収を高め、骨へのカルシウムの定着を促す作用があります。食事や紫外線を浴びるなどで体内にて合成されるビタミンＤから、肝臓などでの代謝を経てつくられますが、腎臓はその最終段階に関わっています。

腎臓の働きが悪くなると活性型ビタミンＤが低下し、カルシウムが吸収されなくなって、骨が弱くなる恐れがあります。

そのほか、腎臓は次のような働きもあることが分かってきています。

・インスリンの分解

インスリンはご存じのとおり血糖をコントロールするホルモンで、すい臓から肝臓や血中へ分泌されます。血中のインスリンは最終的に腎臓で分解され、尿として排出されます。

・免疫への関与

免疫とは体にもともと備わっている、体に有害な細菌やウイルスなどを排除するシステムです。腎臓が正常に機能し、不要物が排出されればこうした有害物質の滞留を防ぐことができるため、免疫力も保たれます。

このように、腎臓は全身に影響を及ぼすさまざまな機能を担っています。

腎臓の働きのまとめ

1. 老廃物の除去
2. 血圧の調節（レニンの分泌）
3. 赤血球をつくる（エリスロポエチンの分泌）
4. 水分・電解質・血液pHの調節
5. ビタミンD3が活性化し、骨強化
　ビタミンD3は肝臓で、さらに腎臓で活性化されて、活性型ビタミンD3となる

その他　インスリンの分解、免疫への関与

腎不全の治療「腎代替療法」はこれだけある

こうしたさまざまな作用をもつ腎臓の働きが悪くなると、老廃物がたまったり、電解質のバランスが悪くなるなどで、体液の状態が不安定になり、それによりむくみや血圧上昇、貧血、夜間多尿……といったさまざまな症状が現れるようになります。

腎臓の機能が健常人の10％以下になるといわゆる末期腎不全と呼ばれ、意識障害や呼吸困難をはじめ命に関わる症状が顕著となる尿毒症が起こりやすくなります。

さまざまな原因により、腎臓の機能が十分に果たせていない状態を腎不全といいます。腎不全には、怪我や感染症などで急激に腎機能が低下する急性腎不全と、糖尿病などの病気を長く患うことにより徐々に機能が低下する慢性腎不全の2種類があります。

腎臓はそもそも、肝臓などのほかの臓器に比べ、機能の再生能力がとても低い臓器です。急性腎不全の場合は、早急に適切な治療を行えば機能の回復が見込めますが、慢性腎不全になると非常に困難です。

そこで、腎臓に代わる機能を人工的に付加する治療が必要となります。それを「腎代替療法」といいます。

腎代替療法のうち、根治治療に位置付けられるのが、腎臓移植です。しかし現状としては、希望者に対し腎提供数が圧倒的に少なく、実際に移植を受けられるのは希望者全体の2％足らずにとどまっています。

そのため、慢性腎不全に対しては投薬や食事療法などで機能の低下を遅らせる治療が主になりますが、それでも進行が止まらず、そのままでは生命の維持が危ぶまれる場合、根

図4　腎代替療法（腎不全の治療法）

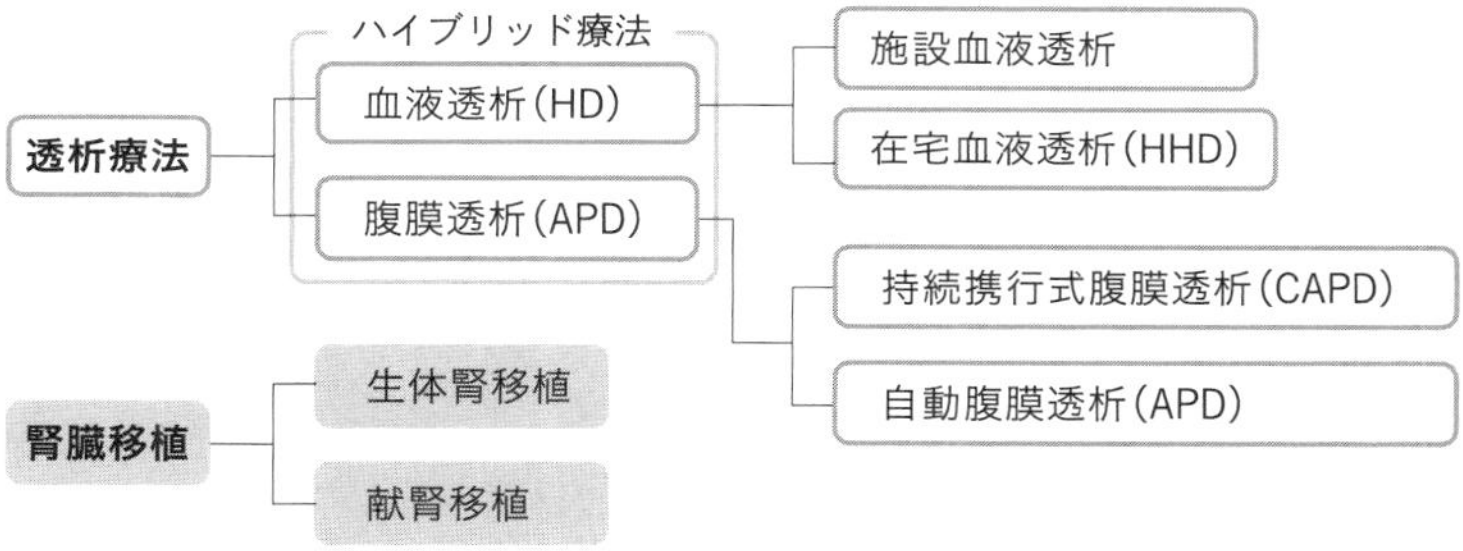

治ではありませんが腎臓の機能を代替する治療が必要です。それが、透析と呼ばれる、血液中の老廃物を人工的に取り除く方法なのです。

上の分類表だけでも、腎不全に対して複数の治療法の選択肢があります。本来は、こうした複数の方法から自分の身体状態やライフスタイルに合う治療法を選べるはずなのです。

しかし現実はといえば、わが国では透析患者の9割以上が、施設血液透析を選んでいます。さぞかしこの治療法が、ほかより抜きんでてメリットが大きいのだろう、と思われるかもしれません。しかし、そうではないのです。

前提として、これらの治療法はすべてメリットもデメリットもあり、どれかが優れているということはなく、患者さんの身体状態やライフスタイル、つまり「どう生きたいか」「どのようなライフスタイルを送りたいか」によって、選ばれるべきものなのです。

透析患者さんは年齢も、原疾患、透析歴もさまざま、就労している人・いない人、自分で会社を経営している人、就労はしていないがボランティア活動をしている人……など、バックグラウンドも多岐にわたります。それなのに、9割以上が施設血液透析、ということは、妥協したり、何かを諦めたり、あるいはそのやり方しか知らなかったり、そういう患者さんも少なくないことを、暗に物語っています。

まずは日本での主流となっている、施設血液透析とはどのようなものかを説明します。

施設血液透析とは

血液透析は、血液を体から取り出しダイアライザーといわれる人工腎臓を通して血液中の老廃物を取り、電解質バランスを整え、きれいになった血液を体内へ戻すという治療方法です。これを施設で行うことを、施設血液透析といいます。一方、本書のメインテーマである在宅血液透析は、これを自宅で行う方法です（第3章参照）。血液透析の仕組みそ

図5　血液透析の仕組み

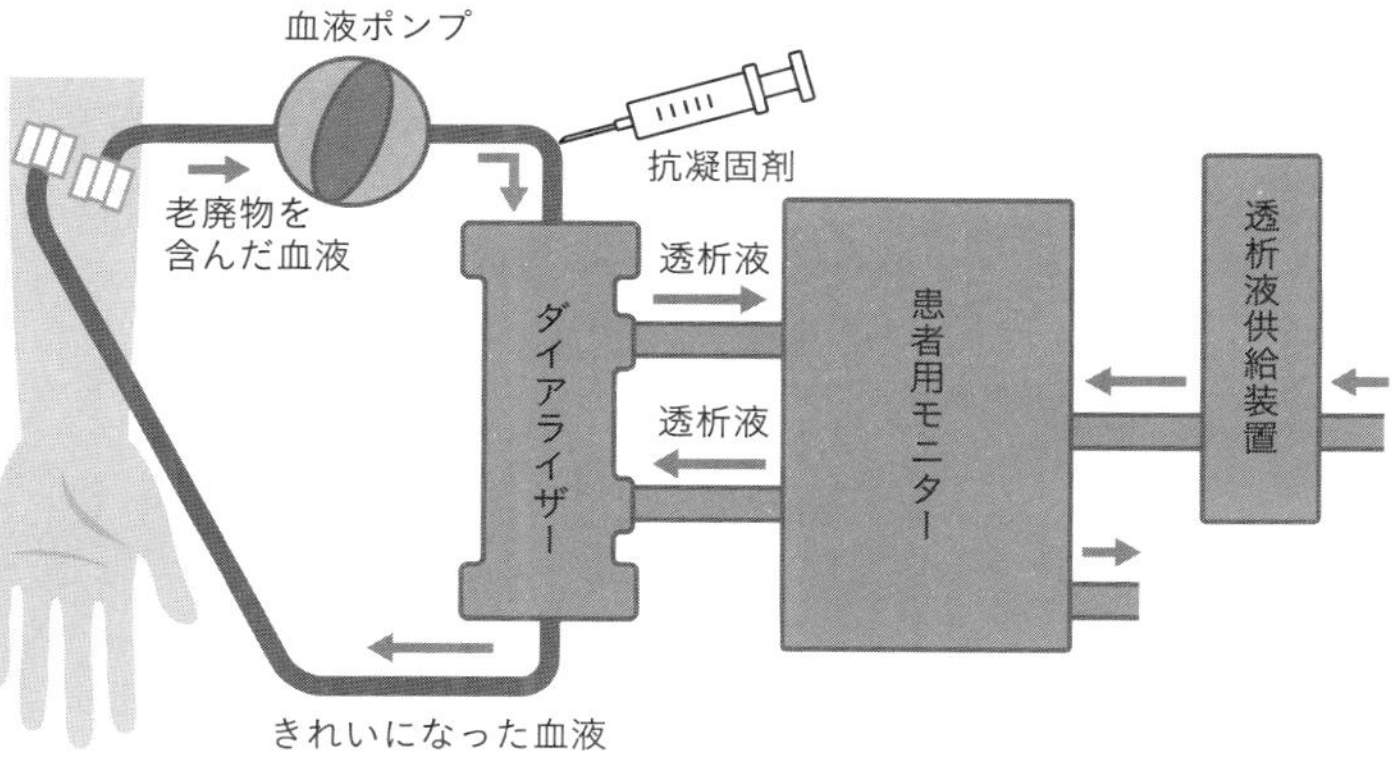

のものは施設も在宅も違いはありません。

さて、一般の人には耳慣れない「ダイアライザー」の中には、約1万本もの半透膜でできたストローのような中空糸の束が入っています。そしてこの中空糸には小さな孔がたくさん空いています。

体から取り出された血液は、中空糸の内側を通ります。一方、糸の外側には透析液が通っています。血液には老廃物や余分な電解質が存在しており、透析液よりも濃度が高く、つまりこの2つの液体には濃度差があります。

浸透圧、という言葉を聞いたことはあるでしょうか。濃度が高い液体と低い液体を隣り合わせにすると、同じ濃度になろうとする作用が働きます。これが浸透圧の原理です。

透析もこの原理によって、血液中の成分が透析液のほうに流れ出します。ダイアライザー内の中空糸の外側には常に新しい透析液が流れており、老廃物が流れこんできた透析液は体外に排出されます。

これを繰り返すことで、腎臓の機能のうちの次の2つが行われます。

1. 血液中の老廃物や余分な水分が除去される
2. 電解質のバランスが調整される

なお、中空糸の孔は赤血球や白血球、血小板、アルブミン（タンパク質）の分子よりも小さいので、これら血液の重要な成分が流れ出てしまう心配はありません。

かつては、老廃物のうち分子の大きいものは、ダイアライザーの孔につかえて排出されにくかったのですが、今はほとんどの施設で、分子が大きい老廃物も除去できる方法（血液ろ過透析：ＨＤＦ）が導入されています。

これは、ダイアライザーの前またはあとに補液することで圧力をかける方法です。例えるなら、穴にすっぽりはまってしまったボールに、高い水圧で水をかけそこから押し出す

図6　ダイアライザーの仕組み

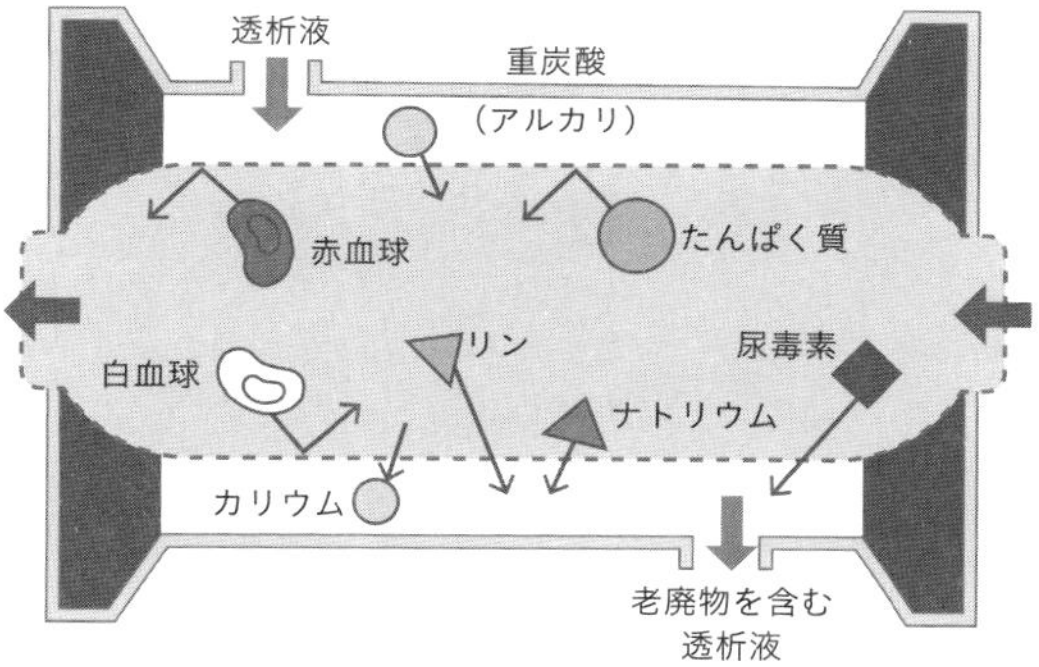

ようなイメージで、ダイアライザーの孔を通りにくい大きな分子の老廃物をろ過します。なお、補液はダイアライザーの出口で排出されるため、体の中に入ることはありません。

老廃物のろ過能力に優れている分、ＨＤＦはＨＤよりも血圧が安定しやすく、貧血の改善や合併症のリスク減にも優れていることが分かっています。

ＨＤＦはさらに、補液のしかたによって「オフラインＨＤＦ」と「オンラインＨＤＦ」という方法に分けられます。オフラインＨＤＦは瓶や補液バッグに入った薬剤を補液として使用するのに対し、オンラインＨＤＦは透析液をそのまま補液として使用します。

最大の違いは補液量で、後者のほうが多くなります。したがってオンラインＨＤＦのほうが、ろ過能力が高く、より多くの老廃物の除去が可能です。

図7　自己血管内シャント

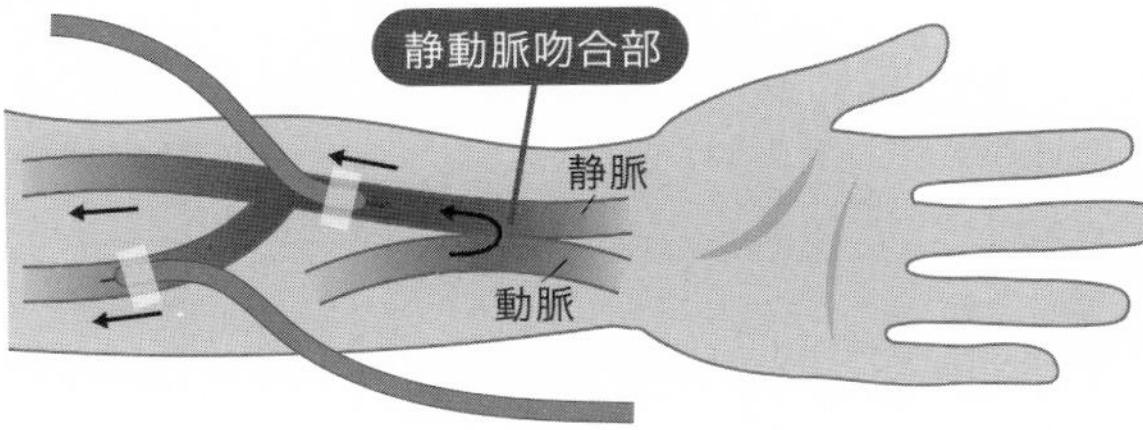

血液透析では、アミロイドーシスといって、手指に痛みやしびれなどの不快な症状が起こりやすいのですが、オンラインＨＤＦでは、その原因となるβ2−ミクログロブリンという物質の除去率が高いので、アミロイドーシスを予防しやすいのです。また、血圧低下の防止にも効果があるといわれています。

こちらもここ10年近くの間にかなり普及してきています。

なお、透析を受けるためには、1分間に150～350mLの血液を体外にとり出さなくてはなりません。普通の静脈では不可能なため、大量の血液を人体から脱血したり返血したりするためのルートと出入り口部をつくる必要があります。これをバスキュラーアクセスといいます。

バスキュラーアクセスには、自分の血管を使ってつくるもの、人工血管を使うもの、カテーテルを使うものなど数種類ありますが、日本の透析患者さんのほとんどは、動脈と静脈をつなぎ（吻合）、静脈を太く発達させ、血液の出入り口部にする「シャント（自己血管内シャント、内シャント）」を用いています。シャントは主に、効き手の反対側の手首に近いところにつくります。

図8　ドライウェイトとは

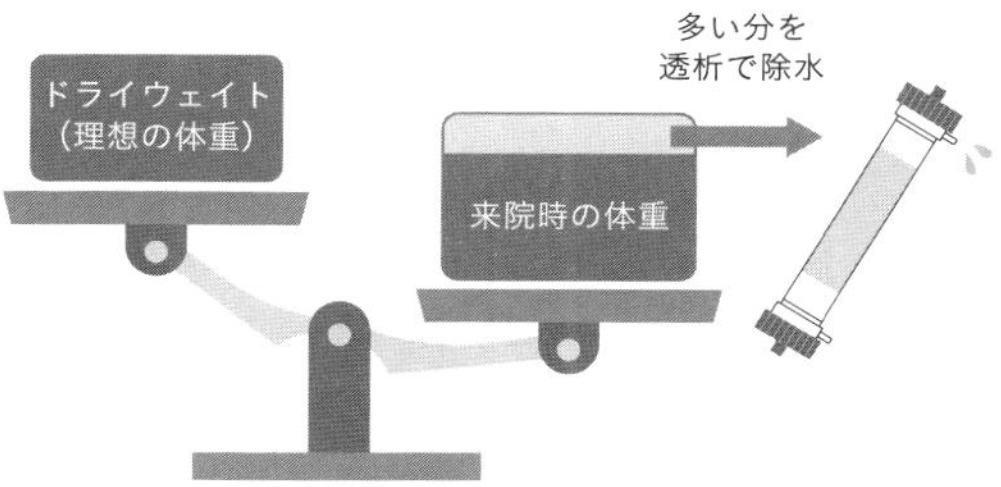

コラム　ドライウェイトはなぜ大事か

ドライウェイト（DW）は、透析患者さんの「基礎体重」ともいい、透析時にどのくらい除水すればよいかを判断するための重要な数値です。

腎臓の働きが正常であれば、余分な水分は尿として身体の外へ排出されます。そのため、体重計に乗りさえすれば体重を正確に知ることができます。ところが透析患者さんは、尿を十分に排出できないため、体重計に乗っても正確な体重を測定できません。

正確な体重が分からなければ、透析で除水すべき余分な水分量も分かりませんので、適切な透析が行えないということになります。仮に、正確な体重が分からないまま透析治療を行うと、身体の中の水分を多く除水し過ぎるなどで、血圧の急低下や足のむくみ、けいれん、耳鳴りなどの不調を起こしかねず、命に関わる恐れもあります。

そこで、透析終了時の目標体重を「ドライウェイト」として設定し、透析時に増えた分を除水するようにします。

DWは心胸比や血圧、むくみの状態などによって決定し、通常、約1カ月ごとに見直します。

透析患者の余命は延びている、でも……

日本は世界のなかでも、最も透析技術の進んだ国の1つとして知られています。

日本で血液透析が広まり始めた1960年代、黎明期ゆえまだその技術が発達していなかった頃は、透析＝終末期医療の色合いが濃いものでした。導入するとあとはじっと死を待つだけ、というのが世間のイメージだったのです。

実際に、透析患者の余命はたった2年ともいわれていました。それでも透析を受けなければ多くの場合数カ月で亡くなってしまうのですから、治療の意義は当時も十分にあったわけです。

現在も、透析患者さんの平均余命は同年代の健康な人と比べると短いといわざるを得ません。日本透析医学会の2015年のデータによると、透析後の5年生存率は60・8％、10年生存率は35・9％、15年生存率23・5％、20年生存率15・4％となっています。5年ごとにおよそ4割ずつ、残念ながら亡くなっている計算になります。

ただ、見方を変えれば、透析を導入しても4割の人は10年生きられるわけですし、10年を過ぎた人の7割近くは15年生きられることをデータは示しています。透析を行いながら第2、第3の人生を送っている人もたくさんいるのです。

これからの時代はいかに透析を行っていても質の高い生活が送れるようになるか、が焦点となってきます。昔はつらい思いをして透析しても数年程度だった命が、10年以上も延びたのですからこれ自体は喜ばしいことです。しかし、その延びた命、与えられた時間を患者さんがどう過ごすか、の議論は置き去りにされたままなのが今の透析の現状です。

医学の世界は、治療効果を測るのにさまざまな指標が用いられますが、透析においては「予後の延長」ばかりに目が向けられてきた時代が長かったように思います。しかし人間は、ただ命があればいい、というものではありません。快適に、幸せに生きていくことも含めて、治療のかいがあった、と思えるのではないでしょうか。

寝たきりで死を待つなんてとんでもない。身の回りのことも、趣味などやりたいこともでき、楽しみや生きがいをもって人生を送る。透析患者でも社会と積極的な関わりをもち、やりがいを求め実現していける、これが今後の透析のあるべき姿だと考えています。

第2章

一般的な血液透析療法の問題点

――社会復帰を難しくしているのはなぜ？――

「働きたくても働けない」患者さんが多い

私が特に注目し、底上げに力を入れているのが、透析患者さんの「社会復帰率」です。患者数が多く、技術も世界屈指とされる「透析大国ニッポン」でありながら、その実態は、この「社会復帰」に果たして目が向けられているのか疑問に思わざるを得ません。

その現状を表すデータとして、日本透析医会が2016年に行った、就労に関するアンケート調査の報告書があります。そこでは透析患者の66・3%が「就労していない」という回答でした。このなかには学生も含まれますが、0・1%とわずかです。

わが国では15歳以上65歳未満を生産年齢人口としていますが、その範囲に入る、60歳未満の透析患者のうち、男性で仕事をしていない割合は30~40%にのぼり、40歳未満の女性でも40%以上が仕事をしていないとの結果でした。そして高齢になるほどその割合が高くなる傾向は男女とも同様でした。

現在の就労状態が「仕事をしていない」(または「学生」)である人に対し、就労意向をきいた項目では、「仕事をしたいと思っているが、仕事に就けないでいる」が40%以上で、60歳未満の男性では70%以上、40歳未満の女性で40%以上が、仕事をしたくても仕事に就けない、と回答しています。

意欲はあるのに、自分を活かせる場がない、というのはつらいものです。日本透析医学会で生活活動度を調べたデータでは、60代男女の78％、4人に3人以上が透析を受けていても「無症状」あるいは「軽症」と答えていることから、体調にそう不安がないにもかかわらず、働く先が見つからないという実態が浮かび上がってきます。

これは、日本社会の労働力という観点からみても、人材を活かしきれておらず、人口減少が始まっている状況において、もったいないことだと思うのです。

確かに、人の体調は健康な人でも波がありますから、「無症状」「軽症」とはいっても、透析前後に具合が悪くなることもありますし、いつも一定して問題ない状態、とも言いきれません。また、透析患者さんが労働しやすい／しにくい環境や職種といったものも確かにあります。しかしそれらは、透析患者さんの就労機会を制限する理由にはなりません。むしろ、雇用者、事業所側にもっと、考慮の余地があると私は考えています。

特に、従業員100人以上の民間企業では、全就労者の2・2％は障害者を雇用すること、と定められていますので、ぜひ、受け入れを検討していただきたいです。

このように、透析患者の就労は雇用者、事業所にも課題がある一方で、今の透析治療のあり方が足かせとなってしまっている場合もあります。これは、就労だけでなく、ボランティア、地域活動など、もっと広義の社会参加に関しても同じです。

では、何が透析患者の社会復帰をはばんでいるのか、現在の日本の透析の問題点を考えていきます。

就労の壁が高い透析治療

透析治療を始めてから、それまでの職場にいづらくなった、同僚や上司の理解が得られない、透析の身には向いていない仕事で負担が大きい、といった悩みの声も多く聞かれます。

病気の治療を受けながら働くこと自体は、決して特別なことではありません。もちろん本人は体の不調や治療の負担で大変な思いをしていることでしょうし、周囲の理解があるからこそ続けられるケースも多いと思いますので、病気でも働くのが当然、とは決して思いませんが、医療の目覚ましい進歩により、万全ではないとしても仕事との両立が可能な慢性疾患の方はたくさんいます。今やガンでも、薬物療法を受けながら働くことは珍しいことではなくなりました。

しかし、そうした数多い慢性疾患のなかで、透析治療を受けている人は、ほかと比較したデータはないものの、就労の壁が高いように思います。かつては、透析患者の余命は数年程度で、また患者数自体も少なかったので論じられなかった部分ですが、今は違います。透析を受けながら10年、20年と人生を歩んでいる人から、就労という機会を奪うことは、本人にも社会にとっても損失といえます。

それではなぜ、透析患者さんは就労しにくいのでしょうか。

代替できる機能に限りがある

透析は腎臓の機能を代わりに行う治療であると話しましたが、透析で生体の腎臓とまったく同じことができるわけではありません。

図9は日本腎臓学会が作成した、慢性腎臓病におけるステージ(病期)別の腎臓機能を

図9　腎臓の機能の分類

病期ステージ	重症度	進行度による分類（GFR）
	ハイリスク群	≧90 （CKDのリスクファクターを有する状態で）
1	腎障害（＋）だが GFRは正常または亢進	≧90
2	腎障害が存在し、 GFRが軽度低下	60～89
3	GFRが中等度低下	30～59
4	GFRが高度低下	15～29
5	腎不全	＜15

（日本腎臓学会　CKD診療ガイド2009）より作図

示したものです。ステージが1から5に進むにしたがい、腎機能の指標の1つであるGFR値（糸球体濾過量）が低下します。健康な人のGFRを60～100とした場合、慢性腎臓病で最も進行したステージ5、腎不全と呼ばれる状態では、その機能は15未満となってしまいます。

透析治療は腎不全による致死的な合併症を回避するための治療ですから、このステージ5が治療対象となります。透析で腎機能が15を上回るようにすることが最低限の治療目標となります。

実際に、「週3回、1回4時間」の標準的な透析で到達できるGFR値は18～20に過ぎず、健康な人（60～100）の1割強～

多くても2割程度に過ぎません。

このように、透析の要となるダイアライザーは、目覚ましい発展をとげ高性能のものが登場しているものの、やはり生体の健康な腎臓と比べると能力には限界があるのです。

加えて、ダイアライザーには、血圧の調整や造血機能といった、腎臓がもつその他の働きを代替する機能は備わっていません。つまり、腎臓の数ある役割のほんの一部を肩代わりするのに過ぎないのです。だから、薬の内服や注射などの、ほかの治療が必要になるのです。

器械やダイアライザーの性能がどんなに良くなったとしても、生体の複雑なシステムのなかで常時行われていることを、そのとおり再現することは困難といえます。

透析は「つらいもの」が一般認識

腎臓は人間が生きていくうえで必要不可欠な臓器ですので、腎臓移植を受けない限り、透析は一生続けていく必要があります。

長い付き合いになるのですから、できるだけ体に優しい治療であることが望ましいのですが、現在広く行われている標準的な透析では、その点で配慮がゆき届いているとはいいにくいのが実情です。

血液透析は、2~3日の間にたまった老廃物や余分な水分などを、限られた時間内で一気にきれいにする治療です。きれいになること自体は体に良いのですが、体内の環境が急に変わることになるため、それに体がついていけず、負担となってしまうのです。このため、不快な症状が起こる恐れがあります。

透析前後の短時間で起こることの多い体の変化は次のとおりです。透析に体が慣れていないために起こり、短期的合併症と呼ばれることもあります。

・血圧の低下

透析では血液中の余分な水分を除去しますので、循環している血液の総量もそれによって減少します。普段の生活でも、血流が少なくなれば全身に巡らせるための圧も下がるよう調節されますが、透析の場合はそれが短時間で起こるために急な血圧低下となり、ふらつき、悪心、倦怠感などの症状が現れやすくなります。

・脈拍の変動

脈拍は心臓の拍動に連動しています。短時間で血流が少なくなれば心臓の拍動は不規則になりがちで、それに伴い不整脈が起こりやすくなります。これにより血圧低下と同じく、悪心などの症状が現れやすくなります。

・発熱

透析では血液をいったん体外に出し循環させるため熱を失いやすくなります。また、水分を除去することでも熱は失われます。そのままではむしろ体温は下がるのではないかと考えられがちですが、このとき体内では体温を上げようとして交感神経が活発になり、そのために血管収縮や皮膚からの熱の放出が抑えられるので、むしろ体温が上がる人が多く見られます。

また、感染症による発熱も起こり得ます。透析患者は細菌に対する抵抗力が弱いため、感染症にかかりやすい状況にあります。

・筋けいれん

除水量が適切でなく、急激な除水を行ったときや血液中の電解質のバランスが崩れたときなどに起こりやすくなります。多くは足の筋肉に見られ、ツッパリ感やこわばり、痛みなどが感じられます。

・腹痛

除水や血圧の低下により胃や腸の血の巡りが悪くなると起こってきます。特に貧血があるときには起こりやすくなります。

なお、透析を始めて間もない時期には、透析による急激な体内環境の変化に不慣れなため、透析後に頭痛や吐き気などの症状が見られることがあります（不均衡症候群）。これらは通常、透析を数回経験すれば改善していきます。

合併症とは一生の付き合いに

透析を長く続けていることが原因で起こる合併症もいくつかあり、検査結果を見ながら重症化を防ぐための治療が必要になります。

・心不全

透析歴が長くなってくると心胸比がだんだん大きくなってきます。これは胸郭に対する心臓の幅の比を表しており、大きくなるほど心機能が低下＝心不全のリスク高ということを意味します。

ご存じのように、心臓は自らがポンプのように収縮して血液を押し出しています。透析直後こそ、余分な水分が取り除かれていますが、そこから次の透析日までは、水分が体内にたまる一方になりますので、血液中の水分量も増えてしまいます。

そうなると心臓は、大量の血液を全身に回すため、一所懸命働かなければなりません。これが負担となり、だんだんポンプ機能が落ちていってしまう、つまりうまく収縮できなくなってしまうのです。これが心不全の状態です。透析患者さんは、常に、慢性心不全の状態といっても過言ではないのです。

・呼吸がつらくなる

心臓が十分に働かない心不全の状態になると、呼吸もつらくなります。浅い呼吸を頻繁に繰り返したり、起坐呼吸といって寝ているときよりも起きているときのほうが、呼吸がしやすかったりなどの症状が見られるようになります。

・動脈硬化

透析では、リンの除去には限界があります。そのため、余分なリンが体内にとどまることで、高リン血症になりやすく、さまざまな合併症のリスクが高まります。

その1つが動脈硬化です。血液中のリン濃度が高まると、血液にリンが溶けにくくなり、カルシウムと結合して血管の壁や心臓弁などにくっついて、これらを石のように硬くしてしまいます。これを「石灰化」と呼びます。この血管や心臓弁の石灰化によって動脈硬化が進んだり、心臓弁膜症を起こしたりすることがあります。

・骨がもろくなる

同じく、高リン血症になると、のどのあたりにある副甲状腺で、副甲状腺ホルモン(PTH)がたくさんつくられます。このホルモンの作用によって、骨のカルシウムが血液中へと溶け出してしまうため、骨がもろくなって骨折しやすくなります。

これは、リンを吸着する薬を服用することで予防していきます。

・高カリウム血症

カリウムの摂り過ぎや、十分な透析が行われないために、血液中のカリウムが高値になると、唇や手足のしびれのほか心電図に異常が現れ、さらには心臓停止に近い状態となり、たいへん危険です。こちらもリン同様、必要に応じてカリウムを吸着する薬を服用し、コントロールしていきます。

・腎性貧血

腎臓は、赤血球をつくる働きをもつホルモン(エリスロポエチン)もつくっています。エリスロポエチンが不足すると、貧血になります。貧血になると、疲労感や動悸、息切れ、食欲不振など多くの症状が現れます。腎性貧血は薬で治療できます。

・免疫力の低下による感染症

透析患者は、体内に蓄積した尿毒素の作用や栄養不足、貧血など、さまざまな要因によって免疫力が低下し、感染症にかかりやすく、また治りにくくなっています。

透析患者の死因として2番目に多いのが、この感染症です。

・透析アミロイド症

透析療法を長く続けるにしたがい、透析では十分に除去できないβ2−ミクログロブリンと呼ばれる尿毒素が体内にたまっていきます。大量にたまったβ2−ミクログロブリンはアミロイドという物質をつくり、このアミロイドが腱や骨、関節に蓄積して、さまざまな障害を引き起こします。

症状には、手のつけ根のしびれや痛み、肩・膝などの関節痛、首、腰、四肢などの運動障害、バネ指（スムーズな指の曲げ伸ばしができなくなります）などがあります。

・かゆみ

尿毒素の蓄積や薬物の副作用、カルシウムの代謝異常などが要因となり、皮膚にかゆみが起こることがあります。

こうした合併症は、短時間で透析をしようとすればするほど、リスクが高くなります。生体の健康な腎臓は24時間365日働いてくれますが、透析治療ではそうはいきません し、そもそも透析治療は腎臓の機能を100%代替するものではないからです。

合併症を起こさないよう、患者さんには厳しい水分や食事制限が課せられます。透析中の体の変化をできるだけ少なくし、血液透析の効率を良くするためには、普段の生活でも余分な水分や電解質をためこまないようにする必要があるからです。

これも、透析が十分でなければその厳しさは増します。

食欲が制限される苦痛はどれほどのものか、誰でも想像がつくはずです。食べたいときに食べ、のどがかわけば水を飲むといった、健康であれば何も意識せずしてきたことも、尿量の低下とともにがまんしなければならない機会が増えるのです。

施設血液透析は、生活の自由を奪う

さらに、わが国の9割以上の患者さんが受けている、施設へ通って行う施設血液透析では、次のような事柄も生活上の制約となってしまいます。

・決められた日にちに通院

施設血液透析では、患者さんごとに透析のスケジュールが決められているところがほとんどです。Aさんは月、水、金、Bさんは火、木、土など曜日だけではなく、来院時間も指定されます。

医療機関によっては多少フレキシブルに、来院時間の調整に応じるところもありますが、器械の空きがなければ透析は受けられませんし、施設も効率良く器械やベッドを回すためにはスケジュールをきっちり決めるほうが都合が良い、ということになります。

透析患者さんにとっては、透析日の予定ありきで、自分がしたいことなどはそれ以外の曜日を充てなければなりません。これが一生続くのは、かなりきゅうくつなものです。「透析があるから何かしようにも予定が立てづらい。何もする気が起きなくなった」とこぼすのを私は自院で何人も見てきました。私は「透析日以外は自由になるんですよ」と発想の転換を促すのですが、なかなかそうは思ってくれません。

また、「今日は透析日だ、と思うと朝から緊張してしまって、それだけで疲れる」という患者さんもいます。時間どおりに施設へ行けるだろうか、もし交通機関がストップしたり、途中で具合が悪くなったりしたらどうしよう、と考えてしまうそうです。

一部のケースかもしれませんが、時間の融通が利きにくいことは、精神的にも大きな負担になり得ると考えられます。

・透析日は通院時間も含め半日〜終日、自由が利かない

施設血液透析では、透析にかかる時間は4時間程度ですが、通院時間や透析前後の待ち時間、諸手続きの時間などを合わせれば、結局半日はそのために費やすことになります。そして、透析後に体内の環境が変わることにより、体調を崩すケースもありますので、そうなるとそのあとも寝込んだりして、結局一日が終わってしまう、という人も。

これが一生続くとなると、やはり透析生活＝不自由なものととらえられるのは致し方ないといえます。

・プライバシーのない空間

医療機関での透析室は多くの場合、ベッドが数台並び、複数の患者が入れ替わり立ち替わり使用し、医療関係者の出入りもある「プライバシーのない空間」です。カーテンなどで区切られている場合もありますが、機器の作動音やアラームなどの音、話し声など一つひとつの音量はさほどでなくても、それらがあちらこちらで行き交うと耳ざわりに感じる人も多いでしょうし、照明も調節できるわけではありません。透析中静かに過ごしたくてもそうもいかず、好きなことをといってもできることは限られてきます。当院もパーテーションで区切るなどのできるだけプライバシーを尊重したレイアウトを心掛けていますが、やはり自宅で過ごすような自由さ、快適さには及ばないのが現状です。

このように、施設血液透析では、決まった曜日に必ず医療機関へ行かなければならないうえ、自宅での生活でもさまざまな制限が課せられます。旅行に行きたくても透析のスケジュールを気にしなければなりません。施設血液透析は現状、命を永らえるために生活の自由度を犠牲にせざるを得ない治療といえます。

自由な時間がもてる、自分のしたいように自由に時間が使える、ということは、自由な人ほど意識せず、不自由になったときにそのありがたさが身に染みるものです。透析においても、こうした「自由が利かない」という透析患者さんの悩みは、健康な人には理解してもらいにくいかもしれません。

医療者のなかにすら、透析のおかげで生きていられるのだから、多少の不自由さはがまんするべき、という考えをもっている人もいないとはいえません。

まとめると、現在行われている施設血液透析は、拘束時間が長いのに、その時間を費やしてもなお、体調の変化が大きく、さまざまな合併症のリスクがあり、さらに、厳しい水分や食事の制限があり、生活の質を著しく落としてしまう、といっても過言ではないのです。

このような条件を背負って、就労を……といっても本人には相当、ハードルが高くなってしまうのはやむを得ません。

これをすべて逆にするとどうでしょう。

拘束時間を短くし、体調の変化を小さくし、合併症のリスクを減らし、水分や食事の制限をもっと緩やかにし、生活の質が上がるようにする。

これなら、働いてみよう、社会参加してみよう、という意欲が湧いてくるはずです。

「週3回、1回4時間」では足りない

しかし現実には、施設血液透析の実施に当たってはさまざまな壁、制約があるのも事実です。

その1つが、保険制度です。

日本の保健医療制度のもとでは、透析が保険請求できるのは「月14回」まで。これをもとにほとんどの医療機関で「週3回、1回4時間」が標準的な透析の頻度となっています。

わが国では透析といえば「週3回、1回4時間」が標準的とされ、広く行われています。しかしこの頻度は必ずしも、医学的な根拠に基づき最適と判断され、設定されたものではありません。

透析の目的は腎不全による尿毒症を回避することです。そもそも週3回とは、透析が世界で行われ始めた時代に、先駆者の1人であるスクリブナー医師が、尿毒症を回避するに

は週2回では不十分で、最低週3回必要と論文に書いたことから広まったといわれています。日本でもこれを受けて慣習的に週3回で行われるようになりました。

現行の公的医療保険制度では、保険診療の対象、言い換えれば医療機関が国に保険請求できるのが「月14回」分と決められています。月14回≒週3回であり、これは保険収載の際に、〝最低限〟であり〝慣習的〟である回数が参照されたのです。

つまり、月14回と決められているから週3回、ではなく、それまで週3回行われていたから月14回に決められた、ということなのです。それが医学的に、患者にとってベストであるという結論が明確に出ていないまま設定されているのです。

時間についてはどうでしょうか。

かつては腎機能の残存能力が少なければ9時間以上もの透析が必要とされたことから、保険点数は、5時間未満、5時間以上9時間未満、9時間以上と時間によって区分されていました。

しかし透析機器の性能向上にしたがい、尿毒症を回避するために必要な時間が大幅に短縮可能となり、時を同じくして透析による医療財政の圧迫が問題視され始めるようになったことから、1980年代には4時間未満と4時間以上の2区分に変更されたのです。

その後も医療報酬制度は幾度かの改定を経て、現在は4時間未満、4～5時間未満、5時間以上の3区分となり、時間が長くなると若干、点数が上乗せされるようにはなっています。また、ベッド数の少ない施設は算定が高くなっているので、そういうところを選ぶのが患者にとってよいのではないかと考えています。

しかし、少なくともこの時間透析すれば尿毒症は回避できるであろう、という器械の性能ベースで算出された4時間が、今も基準になっていることには変わりありません。命を永らえる最低限のラインであるにもかかわらず、透析治療のスタンダードのようにとらえられていることに、違和感をもたざるを得ません。

個人差が考慮されにくいベルトコンベアー式治療

まして、患者さんの状態には個人差があります。

透析は、身体環境が短時間のうちに変わるために血圧や体温などのさまざまな生体バランスの崩れが起こりやすい治療です（51～55ページ参照）。

また、透析は残存腎機能が健康な人の1割をきったら導入、という目安はあるものの、透析を受ける人のプロフィールは1000人いれば1000人とも違います。年齢、性別、体型、原因疾患、ほかの病気の有無など枚挙にいとまがありません。

いうまでもなく、人間は腎機能だけで生きているわけではありません。心臓、呼吸器、消化器、循環器、内分泌……たくさんの機能が複雑に関係しあいながら生命活動を営んでいます。これらは当然、年齢や性別、体質や持病などにより機能の程度に差が出てきます。残存腎機能が1割未満になりましたから透析を導入しましょう、といっても、こうした個人差を考慮しなければ、透析の効果は十分発揮されません。

分かりやすい例を挙げれば、背が高くてがっしりとした体型の人と、小柄でほっそりした人とではそもそも体内を循環している血液の量が違います。一律に透析を導入しても、それぞれの人にとってベストな透析効果が得られるとは考えにくいのは明らかです。

特に、日本の透析医療は高齢者の占める割合が高くなっています。それゆえ、糖尿病や高血圧、認知症といったほかの疾患を併せもっている人が多いのです。透析だけを行えばいいということにはならず、ほかの診療科との連携も含めた個別対応が必要です。

しかし、今の日本においては、個別の事情に考慮したフレキシブルな透析を行える施設はとても少ないのが現状です。ほとんどの施設が、個人の状態にきめ細やかに対応しているとはいい難い、一律の対応に終始しているといわざるを得ません。

言い換えるならベルトコンベアー式です。決まったルーティン、流れ作業としての透析医療が標準的になってしまっているのです。

医療機関側にしてみれば、あの患者さんは5時間、この患者さんは4時間、とばらつきがあると、ベッドやスケジュールの管理がそれだけ煩雑になります。全員を1回4時間にするほうが、管理が楽になるのは明らかです。

これが、フレキシブルな対応が進まない一因なのではないか、と私は考えてしまうのです。もちろん、施設のなかには患者さんの状態に合わせて、透析時間をきめ細かに設定しているところもあります。しかしそうしたところは多くはないのが実情です。

その結果、多くの透析患者さんが自分に合っているとはいえない透析を、決められたことだからと、一生続けなければならなくなるのです。

しかし、透析を導入することになった人は、右も左も分からないまま、医療機関に言われたとおりのやり方で受けてしまいがちです。昨今インフォームドコンセント（説明と同意）という言葉がなにかと取り上げられますが、医師から説明があっても、患者に知識がなければ、「よく分からないので、お任せします」となってしまうはずです。

単純に時間だけを比較すれば、透析に5時間も6時間も時間がかかるよりは、4時間で帰れるほうが一見、楽なように思えてしまいます。本当はもっと長時間かけて透析するほうが、尿毒素を十分に除去できるので体調が良くなり、長い目で見れば体に良いことは明らかなのですが、それが理解できていないと、「短時間ですむほうがいい」「早く帰りたい」と考えがちです。このことも、患者さん側から長時間を求める声が上がってきにくく、フレキシブルな対応が進まない要因の1つなのではと考えています。

私は、透析者が元気で自立した生活を送り、いきいきとした人生を歩むためには、まず、今行われている透析が、本当にその人に合っているのかを、本人も医療機関も考える必要があるのではと思っています。少なくとも、現在の保険適用範囲の透析頻度や時間では、一人ひとりにとって必ずしもベストな効果は得られないと考えます。

「元気でいきいき、自立した生活」のために望ましい透析とは？

それでは、どんな透析のしかたなら、患者さんの健康状態が向上し、意欲をもって就労や社会参加がしやすい状況をつくりだすことができるのでしょうか。

まず、生命予後の観点から適正な透析の目安となる考え方について説明します。

透析により体内がどのくらい浄化されたかを表す数値に「Ｋｔ／Ｖ」というものがあります。

透析は体液中の不要物を除去する治療です。しかし、体重の重い人と軽い人とでは体液の量が違うため、除去した不要物の量を、十分な透析ができているかどうかを判断する指標にはできません。除去した不要物の量が同じであっても、体重が軽い人ならそれで十分かもしれませんが、重い人には少ないということになるからです。

そこで、体液１Ｌに対してどの程度不要物が除去できているか、といった「割合」で、透析量を把握することが望ましいということになります。これを表すのがＫｔ／Ｖです。

Ｋｔ／Ｖは、不要物のなかでも主となる尿素に着目した指標で、体液１Ｌあたりの、尿素がないきれいな体液の割合を表します。

液体では、割合といってもピンとこないかもしれません。例えばスマホ画面にホコリがついていると仮定します。画面を拭けばホコリが取り除かれ、きれいになります。この拭く行為が透析に当たります。

一定面積のスマホ画面のうち、ホコリがなくなってきれいになった面積はどのくらいか、それを表すのがＫｔ／Ｖです。

スマホ画面をすみからすみまで完璧に拭けば、Ｋｔ／Ｖの値は1になります。透析は体内がきれいになり、Ｋｔ／Ｖは1・2～1・8くらいが理想といわれています。

しかし現実には、ダイアライザーが昔に比べどんなに高性能化したといっても、血液中の毒素を完璧に取り除くことはできません。

日本透析医学会の報告によれば、透析1回のＫｔ／Ｖが1・4～1・6に達するまでは合併症による死亡のリスクが低下しています（図10）。したがって、Ｋｔ／Ｖは1・4～1・6以上が望ましいと考えられています。

なお、Ｋｔ／Ｖはあくまで「割合」を示す値です。体格が大きい人と小さい人で、同じＫｔ／Ｖを達成しようとする場合、当然ながら体格の大きい人は、より透析量が増える＝除去する毒素の絶対量が多くならなければなりません。

回数が多いほど寿命が延びる

この半世紀ほどで、透析の機器や設備は格段の進歩を遂げていますが、施設血液透析での1回の透析時間の基準は、将来的に、現行の4時間よりも短縮するとは考えられません。今よりも短時間、かつ、患者さんの体に優しい透析技術の開発がなされる見込みはまずないと思われます。

そうであれば、患者さんの健康状態をより良くする透析は、「今より長時間行う」か「今より回数を多くする」のいずれかになるといえます。

ＨＤＰという言葉をご存じでしょうか。これはHemodialysis Productの頭文字を取ったもので、２００２年にスクリブナー医師とオレオプロス医師が提唱した透析量の適正さを表す指標です。日本では透析プロダクトと呼ばれたり、単にＨＤＰと呼ばれたりしています。

ＨＤＰは、１週間に行う透析の回数と透析時間を数値化したものです。そして45がボーダーライン、72以上が適正とされています。

ここで注目すべきは、回数が重要視されていることです。

図10　Kt ／ Vと死亡のリスクの関係

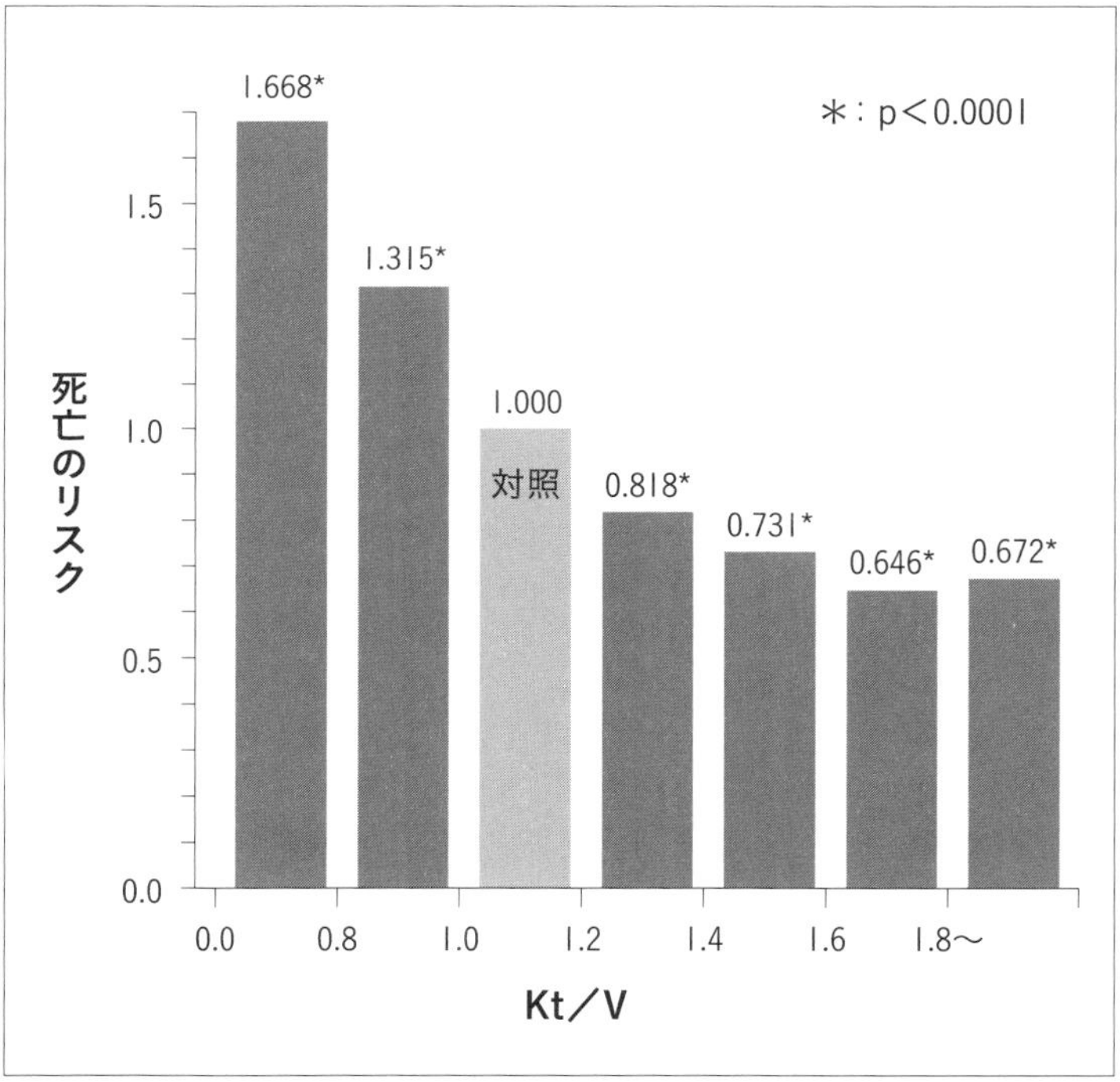

出典：日本透析医学会統計調査委員会「わが国の慢性透析療法の現況」（2001年12月31日現在）

例えば週6回、1回3時間の場合HDPは108となります。一方、週3回、1回6時間の場合は54です。透析にかける総時間はどちらも18時間で同じなのに、HDPは2倍の差をつけて、圧倒的に週6回、1回3時間のほうが高いのです。

ここに、わが国で標準的に行われている「週3回、1回4時間」を当てはめるとどうなるでしょうか。指標は36となり、適正とされる72にも、ボーダーラインとされる45にも届かないことが分かります。

「週4回、1回3時間」の場合も4×3＝12時間で、「週3回、1回4時間」と週あたりの総時間は同じです。ところがこの場合のHDPは48となり、36＜48で週4回、1回3時間に軍配が上がるのです。

このように、総時間が同じならば、1回あたりの時間を長くするよりも、回数を増やしたほうが、十分な透析が可能となり、患者さんの健康状態の向上につながるのです。

施設血液透析の限界

こうしたHDPの考え方は、透析医療に携わる人であれば皆知っています。しかし、わが国の保険制度で認められているのは月14回まで。それ以上は患者さんの自己負担(1回3~4万円程度)になることもあり、積極的に頻回をすすめにくいのが実情です。

それもあり、患者さんも透析といえば、「週3回、1回4時間」(実際にはこれにプラス2回が保険の範囲内)以外に選択肢がない、と思い込んでいる人がほとんどです。

とはいえ、昨今、施設によっては患者の予後向上や生活のしやすさを考慮し、よりフレキシブルな対応を可能とする選択肢を設けているところが増えてきています。

例えば、週3回にとらわれない連日透析、1回6時間以上行う長時間透析、施設に寝泊まりして就寝中に行うオーバーナイト透析などです。(75~78ページ参照)

ただし、こうした選択肢を設けている施設は限られているのが実情です。また、保険算定を出る分は先述の自己負担が生じます。

そしてなにより、施設に通うこと自体は変わりませんので、頻回になればそれだけ施設との往復時間もかかりますし、長時間になれば施設での拘束時間が増えます。

確かに、頻回あるいは長時間の透析をすれば体調は良くなり、合併症も抑えられるかもしれません。しかし、生活の質が上がるかといえば疑問です。

体調が良くなるのと引き換えに、自分が自由に過ごせる時間を犠牲にしてしまうのです。それでその人の生活の質が上がるのかといえば、私は疑問に思わざるを得ません。その時間を、別の自分のやりたいことに回せたら、どんなに良いことでしょう。

せっかく体調が良くなっても、自分のやりたいことに時間をかけられないのは、もったいないと思うのです。

しっかり透析をして体調を良くし、かつ、自由な時間も手に入れる、両方の条件がそろって初めて「生活の質が上がる」といえるのです。

そこで、私が強くすすめたいのが、施設に通う回数を減らし自由な時間を確保できる、「在宅血液透析」と、「ハイブリッド透析」です。

コラム　施設血液透析にもバリエーションが登場している

透析で毎週決まった曜日に拘束されている患者からすれば、「できることなら透析時間がもっと短くてすむようになればいい」「透析の回数ももっと少なくなればいいのに」というのが本音です。治療に要する時間が減れば、それだけ患者の自由時間は増えるわけですからその気持ちは理解できます。医療従事者としても、短時間で回数が少なくてすめば患者には楽だろうということは十分承知しています。

しかし、医学の進歩をもってしても、現在の施設血液透析の標準的なやり方ですら、生体の10％強の腎機能しか透析で代替できないのです。ましてこれ以上時間や頻度を下げることはできません。むしろ時間をかけて、頻度も増やして、しっかり透析を受けるほうが、患者の体調が良くなり楽に過ごせて、結果的に元気で長生きできる可能性が高くなるのです。

この考え方を踏まえて、実施医療機関は多くないとはいえ、施設血液透析のなかでもバリエーションが増えてきています。

「自分がかかっている医療機関では週3回、1回4時間といわれたから」そのやり方しかない、と思い込んでいる人も多いはずです。確かに診療報酬にとらわれないやり方でもあり、積極的でない医療機関が多くを占めているのが実情ではありますが、近年は患者本位の透析に取り組んでいる医療機関も増えてきています。これだけ透析者数が増えている日本ですから、患者も透析の知識をつけ、自分が楽に、長く生きられる透析を実践している医療機関を求めていくことが、透析医療全体のレベルアップにつながると考えています。

近年「患者力」なるワードがメディアに多く取り上げられています。どんな疾病にもいえることですが、特に透析は、それを受けなければ1週間、1カ月単位で命に関わる治療です。かつ、一度導入すると一生続けていく長期戦でもあります。

透析は命綱。大事な綱なのに、もしすりきれて切れそうだったら、誰も安心して登山などできません。命を預けるからには、医療機関にお任せ、ではなく、受ける側も厳しい目をもって選ぶべきなのです。

頻回透析

患者の予後やＱＯＬ（クオリティ・オブ・ライフ）を考えるなら、回数は多ければ多いほど良いといえます。週3回にとらわれず、週4回、5回と回数を増やして行う透析を頻回透析といいます。1日おきに透析を行う隔日透析や、1回あたりの時間を短くして2～3日連続で行う連日透析もここに含まれます。

理想は毎日ですが、患者にとっては通院や時間拘束の負担が増すことになります。また、穿刺回数が増えることでシャントの寿命が短くなる可能性も考えられます。患者の腎機能やその他の体調を考慮し、ベストな回数と1回あたりの時間を設定することが望ましいといえます。

長時間透析

同じ回数なら、当然のことながら透析時間の長いほうが、生体の腎臓の能力に近づけられるといえます。長時間透析は、「週3回、1回6時間以上」を基本とし、週18時間以上行う透析を指します。標準的とされる1回4時間の透析よりも1・5倍の時間をかけるわけですから、より多くの老廃物や余分な水分の除去が可能です。

合併症のリスクも当然、下がります。また、短時間透析に比べじっくり穏やかに体内の浄化がなされますので、血圧や水分などの変動が緩やかで、透析による血圧の低下や貧血といった不快な症状が抑えられます。

特に、動脈硬化が進んでいる場合は、プラズマ・リフィリング（※）が遅く、除水が追いつかない場合があるので、長時間かけてゆっくり行う方法が適していると思われます。長い目で見れば、高血圧や心機能、慢性的な貧血、栄養状態の改善も期待でき、腎不全による合併症のリスクが下がります。ひいては生命予後の延長、つまり「元気で長生き」につながるのです。

患者の拘束時間は長くなりますが、体調が良い状態で生活でき、長く生きられるメリットは計り知れません。

医療経営的には、ベッドの回転が早いほど収益性が上がりますから、1人がベッドを独占する長時間透析は採算の面で敬遠されやすいのが残念ながら現状です。しかし、クリニックは透析の医療費だけで経営をしているわけではありません。基本的なことですが無駄な支出を省き、本当に患者のためになることだけに投資するといった経営努力で採算を取ることは可能ですし、当院でもそれを行っています。

図11　さまざまな施設血液透析方法

透析方法	治療内容
頻回透析	週4回以上、透析を行う方法 1日おきに行う隔日透析、2～3日連続で行う連日透析などがある
長時間透析	週3回、1回6時間程度を目安に（週18時間以上）透析を行う方法
オーバーナイト透析	夜間の睡眠時間を利用し、7～8時間の透析を行う方法

患者を思うなら長時間透析をもっと積極的に採用すべきと私は考えます。

※プラズマ・リフィリング：透析により血管内の水分をひく際に、急激な血圧低下が起こらないよう、血管外の水分が血管内に移動し、血管内の水分量を保とうとする体の反応。

オーバーナイト透析

1日の約3分の1は睡眠時間です。その間に透析ができれば、日中は健常な人と変わらない時間の使い方、変わらない活動ができるとの発想で、オーバーナイト透析というやり方が国内でも少しずつ広まっています。

オーバーナイト透析は夜間透析ともいって、夜、来院して一晩かけて透析を受け、朝、そのまま出勤したり自宅に戻ったりするやり方です。日中の活動に支障をきたさないので、特に就労している透析者にはメリットが大きいといえます。また、7~8時間かけての透析がしやすいので、先に述べた長時間透析のメリットも期待できます。

ただし、医療従事者の負担も大きく、実施施設がまだ少ないのが現状です。

第3章

透析患者の社会活動の門戸を開く在宅透析①

在宅血液透析

在宅血液透析とは

「透析は、自分でできるんですよ」

腎不全が進み、そろそろ透析を検討しなければならない患者さんに、このようにお話しすると、皆さん「えっ？」と意外な顔をします。そして「難しそう。自分にはできそうにない」とも……。

ですが国内では2019年末時点で750人以上の透析患者が、自分で自宅にて行う方法で血液透析を行っています。確かにその割合は、施設に通って行う施設血液透析に比べわずかなものです。でも決して、「限られた人しか受けられない」特別な治療法ではありません。国内ではすでに、約40年もの歴史があります。治療費も、施設血液透析より高いということはなく、公的保険で受けられます。

自分で透析ができたら、わざわざ施設に週3回通う必要はなくなります。何時までに必ず来てくださいね！と言われずにすみ、自分の空いた時間に透析ができます。4時間もの透析時間をずっとベッドの上で過ごす必要もありません。ソファに座ってテレビを見たり、本を読んだり、住み慣れた自宅でくつろぎながら、透析を行うことができるのです。

透析の日は、自宅との行き帰りを含めるとほぼ1日、そのために費やさなければならない、という人が多いと思います。それが、自分で自宅にて透析を行えるようになれば、透析中の数時間はともかく、自由時間がぐんと増えます。

誰でも1日24時間のもち時間は同じです。治療でしかたなく、貴重な時間を削られるよりも、その分自由に使えるほうがいいに決まっています。しかも、透析は一生にわたりますから、1年、3年、10年、と経てば、自由になる時間は膨大なものになります。

自宅に器械を設置し自分で行う透析治療を「在宅血液透析」といいます。ここ10年ほどの間で3倍以上となり、働き盛りの世代から第二の人生を歩む60~70代まで、治療を受けている年齢層も広がりを見せています。

また、かつては施設透析や腹膜透析を行っていた患者が、状態を見ながら在宅血液透析に移行していくパターンが主流でしたが、近年は、血液透析の導入当初から、在宅透析に興味をもつ人も増えてきました。

在宅血液透析を受けている人のほとんどが「自分の自由な時間で透析ができる」ことを

メリットの1つに挙げています。

施設透析はどうしても時間の拘束が患者の大きな負担になります。「自由になる時間が少なくなる」「もっと趣味に打ち込める時間が欲しい」「家族や友人と出かける予定が立ちにくい」――こうした時間のやりくりにまつわる悩みは、施設透析での患者につきものです。しかし在宅血液透析なら、自分の生活スタイルに合わせて、透析スケジュールを組むことができます。

時間の融通が利くだけではありません。施設血液透析は、保険適用になる上限が月14回まで、と決まっていますが、在宅血液透析では何回行っても治療費は追加されません。連日や隔日での透析も可能です。施設血液透析よりも、回数や時間を多くすることができるため、しっかりと、十分な量の透析ができるのです。

施設血液透析では、透析を行わない日は水分や老廃物、過剰なリンやカリウムを体内にためておくことになります。それゆえに、食事制限を厳しくして、体に負担を掛けないようにしなければなりません。

しかし在宅血液透析なら、その日のうちに摂取した水分、リンやカリウム、尿毒素を、透析で取り除くことが可能ですから、その分食事制限が緩くてすむのです。また、毎日リンやカリウムの除去ができますから、リン吸着剤、カリウム吸着剤といった薬の量を減らすこともできます。

つまり、施設血液透析よりもずっと、生体の腎臓に近い機能を得られる、というわけです。繰り返しになりますが、透析は頻回かつ緩やかであるほうが、老廃物を取り除く効率が良く、体調の変動も少なくてすみます。生体の腎臓は毎日24時間働いているわけですから、在宅透析で施設透析よりも回数、時間とも増やして行うほうが、それにより近い働きができるのは明白です。

そして、長期的には予後の改善も期待できるとされています。「楽にできて、体に優しく、予後も良くなる」いいことずくめの透析方法が、在宅血液透析なのです。

在宅血液透析の優れた点

もう少し詳しく、在宅血液透析の利点について見ていくと、主に次の5点が挙げられます。

・生命予後が施設透析に比べ優れている
・自分の生活スタイルに合わせて治療できる
・施設で拘束される時間を自分の日常の活動に充てることができる
・透析中も家族と接する時間を取ることができる
・教育訓練を受け、自分自身で治療できるため、積極的な自己管理ができ、社会生活も活動的になる

生命予後が施設透析に比べ優れている

透析効率を高めるには回数が重要で、週の透析総時間が同じであれば、頻回であるほうが、効率が良いとされています。

データを示すまでもなく、不要物を体にためにためて、それを一気に取り除こうとするのと、毎日出た不要物を、その都度こまめに排出するのでは、きれいになりやすさや体への負担が違うのは明らかです。

つまり、「こまめに、しっかり」が生命予後を良くするキーワードとなります。

実際に、標準的な血液透析（施設透析：週3回、1回4〜5時間）と比較して、在宅

血液透析のほうが、良好な生命予後が得られることが、複数の研究で報告されています。（※）

透析治療開始から10年間の治療成績を見ても、在宅血液透析をしている人のほうが良好で、なかには、在宅血液透析歴20年以上で、元気に過ごしている患者もいます。

その理由は、いうまでもなく、在宅血液透析のほうが「こまめに、しっかり」透析できるからです。

在宅血液透析では、毎日でも透析を行うことができます。時間も、6時間以上の長時間透析も可能ですし、逆に毎日行うなら、1回あたりの時間は2時間、3時間といった短時間も可能です。

そして、回数、時間とも、一度決めたら変えられない、ということはなく、自分の体調に合わせて「今回はちょっと短め」「今回は長時間でしっかり」といった融通が利きます。

※Mastrangelo F, Alfonso L, Patruno P, et al. Nephrol Dial Transplant 1998;13（Suppl. 6）:139-147.
渡邊有三 透析会誌31:959-965, 1998
Kjellstrand CM, Buoncristiani U, Ting G, et al. Nephrol Dial Transplant 2008;23:3283-3289.

10分、15分といった細かい単位での時間調整もできます。

毎日でも行えるわけですから、生体の腎臓が常に働いて、不要物を随時排出しているのと近い、「こまめな排出」が可能です。こまめであるということは、体にとってもより穏やかであるということです。

そして穏やかに排出できるということは、体内の環境の変動も緩やかになる、ということです。血圧が急に下がったり、貧血を起こしたり、気分が悪くなったりといった、施設血液透析で起こりやすいとされる症状が抑えやすいというわけです。

つまり、在宅透析では施設血液透析よりもしっかりと透析ができるというわけです。

これによって、不要物がたまることによる合併症も抑えることが可能です。

しかも、薬の種類や量を減らすことができます。

時間が限られている施設透析では、透析だけでは追いつかない排出機能を薬の力で補わなければなりません。何種類もの薬を毎日のみつづけなければならない人も少なくありません。

しかし在宅透析なら、時間的に十分な透析ができるため、薬に頼らずともコントロールができる可能性が高くなるのです。

薬とは毎日の付き合いになりますから、それが少なくてすむというのは、精神的にとても楽ですし、薬を代謝する肝臓をいたわることにもなります。

なお、在宅血液透析を行っている患者さんは、「しっかり食べて、しっかり飲んで、しっかり透析」と口をそろえます。

老廃物の除去効率が良くなれば当然、水分や食事制限も緩和されます。ご家族や友人との食事の場で、自分一人だけ別メニュー、自分だけ食べられない、といったわびしい思いをしなくてもすむようになります。

このように、在宅血液透析は予後においても、ＱＯＬの面でも、メリットの大きい透析方法であるといえます。

自分の生活スタイルに合わせて治療できる

施設血液透析の場合は、医療機関のスケジュールが優先され、それによって自分の生活の予定をやりくりする必要があります。そこには通院にかかる時間も考慮しなくてはなりません。

しかし、在宅血液透析になれば、自分の都合に合わせて透析の予定を組むことができますから、透析が生活の一部になり、透析に振り回されるストレスがなくなります。「治療を受ける」「そのために身支度して出かける」といった気負いや煩わしさがなくなり、歯磨きや洗顔といったごく自然に行っている生活動作と同じような感覚で透析できるのです。

透析そのものにかかる時間は数時間取られることにはなり、それは施設血液透析と同じなのですが、好きな時間に設定できますので、同じ時間を施設で拘束されるのとでは精神的に大きく違います。

特に、就労している透析者にとっては、仕事のスケジュールに合わせて、透析を行う時間帯を調整できますので、仕事がしやすくなります。透析で時間が取られるから働けない、ということがなくなり、社会復帰がしやすくなります。

これは精神的にも、ひいては身体面でも大きなメリットと考えます。

就労しながら透析を受けている人は、常に「このまま働き続けられるのか」といった不安を抱えています。仕事を早く切り上げなければ……とか、透析のために休みをとらなければ……と、透析と仕事との板挟みになることは大きなストレスです。

その点、時間の自由が利きやすい在宅血液透析は仕事と透析との両立がしやすいので、余分なストレスがなくなります。それは体にも好影響を与えます。

実際に、「在宅透析にしてからは身体が軽くなって、立ち仕事が多い日も頑張れます。週6日ちゃんとハードな業務もこなし、管理職として後ろめたくない気持ちで仕事できるというのがとてもうれしい」という声も聞かれます。

こうした点でも、在宅血液透析はQOLを高めることができる方法といえます。

施設で拘束される時間を自分の日常の活動に充てることができる

施設透析は決まった日に通院しなければならず、時間の拘束も長いために生活をするうえでさまざまな制限を伴います。週3回、1回4時間として週12時間、年間で600時間以上も自分の意のままに過ごせない計算になります。前後の通院時間を含めれば、透析のために拘束される時間はもっと増えます。

このために、働く体力があるにもかかわらず仕事を辞めざるを得なかったりなど、透析は将来設計に大きく影響するほか、家族や友人たちと過ごす時間が削られたり、趣味を諦めなければならなかったりと、透析しながらの生活のさまざまな場面において、透析患者は多くの悩みや葛藤を抱えがちです。

在宅透析は、そんな透析患者の生活上の制約を大幅に緩めることが可能な方法です。

在宅透析なら生活のほかの時間と調整しながら、好きな時間に好きなだけ透析ができます。通院の必要もありません。医療機関の都合に左右されることなく、あくまで自分のペースで透析が続けられるのです。自分の都合に合わせて、自分らしい生活を送ることができる——それによるストレス減は計り知れないものがあります。

在宅透析を導入した患者からは「病院は決められた時刻までに行かなければならないが、在宅ではそれを気にしなくていい」「病院に行っていたら取れなかった時間が取れるようになった」「施設透析はほかの患者など、周囲に気を使うので帰って来るとぐったり。在宅ならそんなストレスとは無縁」といった声が聞かれます。

就労している人は、帰宅後など、勤務時間を避けて透析が行えるので、仕事に支障が出ないようにできます。在宅血液透析をしている人の有職率は90%を超えているともいわれています。

なお、透析をしている最中の過ごし方も、施設透析に比べるとずっと自由です。好きな音楽を聴いたり、テレビを見たり、なかには、透析をしながらパソコンで仕事したり、仕事の連絡を取りあったり、という人もいます。いずれにしても、自分の好きなように時間を使えるので、ストレスも少なく、精神的な面からも大きなプラスとなります。

透析中も家族と接する時間を取ることができる

もっと家族と一緒の時間をもちたい——透析のために、自分の自由時間がなかなかもてないというだけでなく、人との付き合いの時間も減って、孤独感を強めてしまっている……皆さんのなかに、そんなことを思っている人もいるはずです。

特に、家族との交流が少なくなるのは切ないものです。実際、施設血液透析から在宅血液透析へと移行した患者さんに話をうかがうと、「さまざまな良い変化のなかでも一番うれしかったのが、家族との団らんをもてるようになったことだ」との声がとても多く聞かれます。

特に、働きながら透析を受けている人は、仕事が終わってから施設に直行し、そこで数時間過ごしてから帰宅するともう夜9時を回っていることが多く、一緒に食事をしたり、会話をしたりする時間が取りにくい実情があります。

また、家事や育児、親の介護などパートナーにかかる負担が大きくなるため、肩身が狭いと嘆く人も……。

ある30代男性の透析患者Aさんは、先天性の腎疾患のために20代から週3回、施設血液透析を受けていました。結婚しており、奥さんと共稼ぎで、2歳になろうとするお子さんがいます。育児休暇が明けたばかりで、保育園への送り迎えも含め、育児全般を奥さんが働きながら担わなければなりません。

Aさんは夕方6時に会社を出て、近くのクリニックへ向かいます。それから3時間の透析を受けて、帰宅は夜10時前。そうすると奥さんは仕事と子どもの世話でくたびれ果て、食事もせずリビングでうたた寝していることも多いそう。そんな姿を見るたびに、「自分が透析をしていなければ、育児も分担して、妻に楽をさせてあげられるのに」と自分を責めてしまっていたそうです。

しかし、そんなAさんが在宅血液透析のことを知り、最初は自分にできるのだろうか、と不安だったものの、もっと時間的に余裕のある生活をして、奥さんの負担を軽くしてあげたいと一念発起し、トレーニングを経て在宅血液透析に移行しました。

今、Aさんは家族との夕食の時間とその前後を透析に使っているそうです。仕事と家庭の両立がしやすくなり、奥さんとの会話も増え、言葉が分かるようになってきた子どもも交え、家族団らんの時間がとても楽しいと笑みをこぼします。

会社も理解を示し、在宅血液透析になっても基本的に夕方6時きっかりでの退社を認めてくれていますが、どうしてもその日のうちにしなければならない仕事があるときには、体調に差し障りがない程度の、多少の残業もできるようになりました。

体調も良くなってきて、フットワークが軽くなり、仕事も以前よりバリバリとこなせるようになってきたとのこと。気持ちも前向きになり、「まだまだ自分は頑張れる」と、いろいろなことに対して自信をもてるようになったそうです。

施設血液透析では、透析に時間を取られ人とのコミュニケーションの機会が少なくなってしまいがちですが、このように在宅血液透析では、特に家族がいる人にとっては、透析中も家族がそばにいる状況をつくることができるので、精神的にもとても支えとなり、ストレスが減って、身体の調子も良くなることが期待できます。

教育訓練を受け、自分自身で治療できるため、積極的な自己管理ができ、社会生活も活動的になる

これだけのメリットがある在宅透析ですが、導入するには施設で医療スタッフが行っていることを自分でできるようになる必要があります。

国内では、在宅血液透析が保険収載された1998年に、患者とその家族、医療機関などによる在宅血液透析研究会が発足しました。穿刺方法をはじめとするトレーニングのしかたなど、在宅透析導入がより安心かつ確実なものになるよう話し合いを重ねることにより、改善、進歩してきています。

もちろん、在宅透析を導入している個々の医療機関でも、患者向けのトレーニングをはじめ、機器の設置やフォローまで責任をもって行っています。

当院の場合は、在宅血液透析の導入前に、約3カ月間のトレーニング期間を設けています。その間は施設血液透析をしていただき、通院日に、在宅血液透析の研修を行っています。回路の組み立て方からはじまり、器械の仕組みと操作方法、自己穿刺のしかた、透析後の後片付けまで、覚えることは多く、決して楽ではありません。当院ではマニュアルを作成し、読んで理解し、実際にやってみて覚えられるようにしています。

また、透析を単なる作業であるとか、器械の操作として教えるのではなく、透析の必要性や、病気についてもより深く理解してもらえるよう学んでいただきます。

透析は治療です。在宅透析はいうなれば、自分で自分を治療する行為です。だからこそ、作業であってはならないのです。自分の体のこと、病気のことをよく知って初めて、

図12　施設透析と在宅透析の違い

	施設透析	在宅透析
通院回数	週に２～３回	月に１～２回
拘束時間	決められた時間	空いている時間で可能
プライベート	つくりづらい	つくりやすい
血圧	変動しやすい	安定
内服薬の量	多い	少ないまたはなし
合併症の頻度	高い	低い
社会復帰	制限あり	自由度が高い
生命予後	在宅透析より短い	施設透析より長い
食事制限	あり	かなり緩和
腎臓の機能	正常の20％程度	生体の腎臓に近い
透析の知識・技術	なくても可能	ある程度必要
自宅の改装	なし	場合によっては必要
スペースの確保	必要なし	必要
針刺し	なし	あり
準備・片付け	なし	あり

適切な透析を行い、自分を治療することができるようになるのです。透析中に問題が起きた場合の対処法も知っておかなければなりません。

当院では習得できたかどうかを確認するチェックシートも運用しており、別々の２人の医療スタッフが、習得したことを確認できてからゴーサインを出します。

医療スタッフと同じことをする……と聞いて、腰がひける人もいるかもしれません。確かに、短期間でマスターする人もいれば、若干、時間がかかる人もいますが、当院では在宅透析を希望した方で、習得ができず導入に至らなかった人はほとんどいません。

自分でできるようになることで、自分の体

は自分で管理するという意識も向上します。このことも、体調を良くすることにつながります。つまり、在宅血液透析自体、体に良い透析であることに加え、自己管理ができるようになることで、いっそう、体の状態が良くなる、というわけです。

さらに、患者さん本人だけではなく、家族など周囲の人も透析に関する知識が身につきます。

在宅血液透析では、原則として、緊急時対応が可能な介助者が1名いることが導入の条件となり、ほとんどは同居家族の方です。導入前の研修にはできるだけ介助者も参加いただくようにしています。それにより、家族と一緒に食事や運動の管理を行うことができるようになり、健康増進につながります。体重や血圧を毎日把握し、これだけ増えたから水分量を控えようとか、運動を積極的にしようなどといったことが、家族と一緒に考えられるようになることで、より積極的に取り組めるようになると期待されます。

それを継続することで体調がより良くなれば、自分に自信がもてるようになります。ストレスも減り、精神的にも上向いて、ポジティブに日々を送れるようになる、という相乗効果や正のスパイラルが生まれれば、透析が足かせになることのない、充実した人生を送れるようになるのです。

就労に限らず、地域活動や趣味のサークル、ボランティアなど、社会と関わる機会はたくさんあります。気持ちが前向きになれば、自ずと「これをやってみたい」「これに興味がある」と、人や場との関わりをもてるようになります。それが生きる楽しみをつくりだしたり、増やしたりして、精神面も身体面にも良い影響をもたらします。「透析になったら人生終わり」とは真逆の世界が、在宅血液透析なら開けていく可能性が十分にあるのです。

なお、在宅血液透析になっても、通院はゼロにはなりません。月1回程度、胸部レントゲンを撮ったり、血液検査をして、その後の透析計画を決めていきます。しかし、週3回通うよりもぐっと頻度は減るので、時間的にも余裕ができるだけでなく、院内感染のリスクが減ることも、在宅血液透析のメリットといえます。

在宅血液透析を導入するためには

ここまでお話ししても「医療スタッフと同じことが、自分にできるのか」と、不安な人はいると思います。また、家に透析の器械を設置することがイメージしにくい人もいると思うので、より具体的に、導入のステップをお話しします。

その前に、日本透析医学会では、在宅血液透析を行う条件として、以下のような事柄が明文化されています。

条件

・透析者本人が希望している
・介助者が1名以上いて、同意が得られている
・透析に影響するような合併症がない
・自己穿刺できる血管がある
・自己管理能力がある
・装置を置く場所や透析材料の保管場所がある
・医師が、在宅透析が可能であることを承認している
・集合住宅などの場合、在宅透析の許可が出ている

これだけ並んでいると、なんだか敷居が高いように思われがちですが、簡単にまとめてしまえば、自己管理ができて、医療機関で毎回治療しなければならないような重篤な合併症がなければOK、と私は解釈しています。

器械を設置するスペースや重さに耐えられるか、などの環境面は要確認ですが、工事のしかたでフォローできる部分もあります。

在宅血液透析の導入までのステップ

1. 面接、検討

外来受診をしていただき、医師が面接を行います。先に挙げた患者の病状や、装置などの設置場所、自宅での透析で必要とされる自己管理能力などを確認し、その結果をもとに在宅血液透析が可能かをスタッフも交えて検討します。

2. ご自宅の下見

在宅血液透析の導入が決定したら、患者宅に医療スタッフや設備の施工関係者が下見訪問を行い、家の間取りや電気、上下水道の状況を確認します。

3. 判定会議

1.および2.での検討を踏まえ、在宅透析を行えるかを決めます。

4. 在宅血液透析方法の習得

在宅血液透析の導入前に約1~3カ月間、在宅での実施方法を医師やスタッフが研修します。

5. 在宅透析移行会議

4.を経て在宅透析を行えるスキルが身についたかを判断し、移行の可否を決定します。

6. スタート

自宅へ透析装置や透析材料を設置し、在宅透析スタート。

厳しい審査を通らねばならないのか、自分は落とされてしまうのでは……とひるんだ人もいるかもしれません。実際に、「医療従事者がいないところで、自分で実施しないといけないので怖い、難しそうでとてもできない」「自己穿刺が怖い」との理由で在宅血液透析になかなかふみきれないとの声もよく聞かれます。

しかし、在宅血液透析の導入可否で最も大きなウェイトを占めるのは「患者ご本人の意志の強さ」です。当院では開院以来、在宅を希望しながら導入に至らなかった人は1人もいません。ご本人の意欲に応え丁寧に、自分でできるようになるまで指導しています。

確かに、技術習得は1日や2日で簡単に覚えられできるようになるものではありません。準備のしかたから始まり、自己穿刺のやり方、機器の操作方法、透析中の体調管理、そして透析後の後片付けに至るまで、施設透析なら医療スタッフがすべて行っていたことを自分で行わなければならないので、そのための勉強や訓練にはある程度の時間がかかります。

イメージとしては自動車免許の取得に近いかもしれません。運転するにはまず道路交通法をはじめとした知識の取得が必須です。透析でもまず、導入に必要な最低限の知識を学んでいきます。

その後、院内にて実技の練習をします。針を自分の腕に刺す自己穿刺が最も難しいので、安全にできるようスタッフと一緒に、やりやすい方法を考えていきます。

自己穿刺を含む実技がひととおりできるようになったら、スタッフ立ち会いのもと、在宅用の機器を使って実際に患者自身に操作していただきます。車でいえば仮免のような位置づけです。患者が安心してできるようになり、スタッフもお任せして大丈夫、と判断したらいよいよ自宅でスタートとなります。

当院では、約60項目に及ぶ、習熟度を確認するチェック表を運用しています。「回路の名称が分かる」「組み立てができる」など、知識と実技それぞれ習得すべき事柄について、2人の医療スタッフが別日に確認し、両日ともOKであればその項目については合格、となります。


なお、透析装置を設置する際の家屋の確認事項は次のとおりです。これらを、下見の段階と設置前に確認します。電気や水回りについては施工業者が確認のうえ、必要に応じ対策を講じます。

1. 床耐荷重

透析装置は約80kg、そのほかに水を処理するための装置が30～60kgあります。重さに耐えられない場合はリフォームが必要となる可能性もあります。集合住宅などでは、そのための許可が必要な場合もあります。

2. 電気の確認

20AT100Vの電源を使用します。

3. 給水の確認

1時間に120ℓ以上の水量が生じます。

4. 排水の確認

下水道の排水管へ接続します（河川や側溝へは原則的に排水しない）。

5. 漏水の対策

透析は水を多量に使用するため、水漏れが生じると被害が大きくなります。部屋の周囲や階下（ある場合）に、水濡れに弱いものがないか注意し、漏水検知器設置も場合によっては検討します。

6. 在庫スペースの確認

回路や消耗品、医療廃棄物の保管場所が十分にあるか確認します。在庫量は、配送回数や透析回数によりますが、半間程度のスペースは必要です。また、消耗品のなかでも透析液は重いため、床耐荷重の確認も必ず行います。

7．その他
装置搬入時の経路、消耗品配送時の経路、非常時（停電や断水など）の備えなどを確認します。

なお、透析では大量の水を使用するのと、器械の操作に電気を使いますので、導入前よりも水道代、電気代がかかります。水道代は通常の2倍程度になります。いずれも自己負担になりますので、それに了承することが導入の条件となります。

透析導入後の流れ

在宅透析が始まったら、医療従事者のいない環境で、自分自身で透析を行います。トレーニングで習得した実技や、約束事を守ることが求められます。手順を省略したり、自分流にアレンジしたりといったことは、思ってもみないミスを引き起こすことになります。

また、無理をしないことも重要です。体調がすぐれないときには判断力に影響が出て、やはりミスにつながる恐れがあります。安全に透析を行うためにも、体調を整えることを優先させ、早めに透析を切り上げるなどの判断も必要です。なお、体重、血圧、体温は毎回測り、記録をします。

そして透析中に異常が生じた場合は、自己判断で対処せず、すぐにクリニックへ連絡するようお願いしています。在宅透析は、透析患者さん自身が実技を行いますが、医療機関との連携があって安全に、安心して行えるものなのです。

当院では、毎回の透析の様子を記録する用紙をお渡ししています。1回につき1枚、透析前後の体重や除水量、血流量などを書き込み、都度メールで送ってもらうようにしています。

なお、在宅透析導入後も月1～2回程度の外来受診は必要です。医師による診察、血液検査などを行います。

在宅透析の課題

長年、透析医療に関わってきた私としては、在宅透析はぜひ普及してほしい治療方法なのですが、現状、すべての患者が安心して行うためには次の課題をクリアにする必要があると考えます。

それは大きく2点。1つは患者や家族の方の、器械の操作や管理に対する不安感の払拭です。

患者が自分で透析を行うに当たり、今の機器やシステムを使いこなすのにはかなりの量の知識や技術が必要となります。当院では、在宅透析を希望する患者には責任をもってお教えしており、今まで1人も導入できなかった患者はいません。しかし、客観的に見れば、途中で覚えきれない、私にはできない、と諦めてしまうケースも十分考えられるほどの量であることは否めません。また、さまざまな既往をおもちですので、手がしびれる、目が見えにくいなどの慢性的な症状があると、穿刺などの緊張感を伴う手技に不安を覚える方も当然いるはずです。

それをクリアして在宅でできるだけの十分な知識や技術を習得したとしても、いざ「本

図13　在宅血液透析の利点と課題

利点	課題
・生活に透析スケジュールを合わせられる ・時間的制限がほとんどない ・透析中も家族と一緒にいられる ・自己管理ができるようになり、自分に自信がもてて活動的になれる →こまめに、しっかり透析できるので、合併症リスクが少なくなり、元気になる。生命予後も良くなる	・介助者が必要で、介助者とともに教育訓練期間が必要 ・緊急時の対応が遅れる場合がある ・自宅で行うための工事費、その後の維持管理費（水道・電気・配送料など）が必要

番」となると誰でも多かれ少なかれ不安が伴うものです。施設なら、いつもそばにいる医療スタッフも在宅ではいません。「これでよかっただろうか」と確認できる人がいるのといないのとでは、患者の心理面の負担に大きく差が出ます。

もう1つは、透析中のトラブル対応です。

透析は大量の血液を循環させますので、「もしも」のときに対応が遅れたり判断を誤ったりすると命に関わる場合もあります。透析機器はわずかな異常も察知してアラームを発するつくりになっており、命を左右する事態になるのを防げるようなシステムを備えています。しかし患者自身がアラームに対応し解除しなければ器械は作動せず、透析が行えなくなってしまいます。

器械の作動不良といったハード面のトラブルだけ

でなく、患者の操作上のミスといったソフト面から起こるトラブルもあります。たとえスムーズに器械が動き途中でなんの異変も起こらず終了しても、設定ミスなどでうまく透析できていなかった、というケースも起こり得ます。不要物や水分が予定どおり除去できなければ、それも身体状態に深刻なダメージを及ぼします。

施設透析なら、医療従事者がすぐに対応できますが、在宅ではそうはいきません。在宅透析に必要な知識や技術を習得して導入に至っても、いざ実際に透析を始めると、特に開始当初は不慣れもあり、なにもかもが予定どおりに進むとは考えにくいものです。そのときにパニックになってしまっては元も子もありません。

これらによる、安全運用の担保の心配を解決することが、患者にとって在宅透析のハードルを下げ、普及を進めることにつながると考えます。

ＩＴ技術の導入で安心感アップ

こうした課題の解決策の１つとして、目覚ましい発展を遂げているＩＴ技術の活用に期待がもてると私は考えます。

例えば、テレビ電話やWEB会議ツールなどです。患者宅にテレビ電話機能を備えたタブレットを設置すれば、透析時間中に困ったことがあったときに、簡単な操作で医療機関を呼び出すことが可能です。すでにこうしたシステムを導入したり、外部に委託している医療機関もあるのではないかと思います。

何かトラブルや困ったことが起こったとき、患者さんはとても焦ってしまうなどで、電話だけではうまく状況が説明できないこともあります。しかし映像があれば、百聞は一見に如かずで、医療機関のスタッフも状況把握がしやすく、迅速な解決につながるものと思います。顔が見えることも、不安をやわらげるのに役立ちます。

なお、透析機器自体も、除水量の自動計算や体重管理、排液チェックの管理ができるようになっているなど、患者さんがスムーズに操作でき、透析の様子や自身の体の状態が把握しやすくするシステムを備えています。

こうしたIT技術は、かつては専門知識がないと分かりにくいもの、ととらえられがちでしたが、昨今は一般の人にも分かりやすく、操作性の高いものになってきています。

導入後のアフターフォロー

在宅透析では導入後も、透析液やその他消耗品などの補充、定期的な器械の点検などのアフターフォローを要します。

・物品管理

ダイアライザー、透析液、血液回路用チューブなどの透析に使う物品は、定期的に宅配業者が配送します。使用後の透析液タンクの回収も行います。

・器械のメンテナンス、医療スタッフの訪問

3カ月に1回程度、器械専門のスタッフが自宅訪問し、器械の定期点検とメンテナンスを行います。また、医療機関からも、必要に応じて自宅訪問し、透析時の様子をうかがったり環境の確認を行ったりすることがあります。

・医療廃棄物

穿刺針、注射針などの医療廃棄物は一般ごみとして出すことができないので、外来受診の際に持参し、医療機関で処分します。

自分で学ぶ姿勢が必要

在宅透析と施設透析で患者さんの姿勢が最も大きく違うのは、「自分自身が治療者である」という心構えをもつことだと思います。

実際、施設透析から在宅透析へ移行した患者さんに、気持ちの面で何が最も大きく変わりましたか?と質問すると、「病気のことを積極的に知ろうとするようになった」と多くの方が答えます。

それは、自分で治療をするんだ、という強い気持ちと責任感がなければ、出てこない言葉だと思うのです。

施設では週3回、1回約4時間の透析が基本ですが、在宅血液透析の場合は透析時間や回数など、それぞれの仕事や生活に合わせて調整できます。しかし見方を変えれば、自分の状態を知っていなくてはそれができません。そして、第2章でお話ししたような、透析患者に起こりやすい合併症の知識もきちんと得て、それを回避できるよう透析のスケジュールを自分で組み立てる必要があります。

また、在宅透析で好きなだけ透析できるからといって、暴飲暴食をしてもよいということではありません。施設血液透析よりは緩やかになりますが、自分の体のことは自分でしっかり管理をすることが求められます。

裏返すと、

・透析時間を増やさずに食事制限をなくそうと思う人
・透析時間や回数を短くしたり、減らしたりしようと思う人
・教育を十分受けないでもできると思う人
・基本的な自己管理が困難な人

こういう人は在宅血液透析には、残念ながら向いているとはいえません。

普及率が低い理由は医療機関側にも

在宅血液透析は、患者にとってスケジュールの自由が利き、かつ十分な透析ができるので予後も良いといった大きなメリットのある透析方法ですが、今のところ行っている人は全国で750人程度、普及率は透析患者全体の0・2％に過ぎません。

これには先に挙げた、自分で穿刺したり器械を操作したりすることへの不安のほか、自宅に装置を置くスペースがない、介助者となる家族が消極的など、在宅血液透析導入に関わるさまざまな条件をクリアしきれない、という難しさも確かに背景にはあります。

しかし、在宅血液透析の普及が伸び悩んでいるのはこうした患者側の事情だけでなく、医療機関側にも要因があるのではないか、と私は考えています。

実際、全国にある約4500の透析施設のうち、在宅血液透析を実施している施設は2020年時点で約100施設しかありません。

1つには、「採算がとりにくい」、もう1つには「患者さんの教育にパワーがかかる」、私は主にこの2点が、普及の足かせになっていると考えます。

医療機関も、経営がうまくいかなければ存続に関わります。在宅血液透析のほうが、十分な透析が可能で患者さんの健康上のメリットが大きいことは、個々の医療従事者にはよく理解されていると思います。しかし、施設としては、採算面やパワー面で折り合いがつかず、在宅血液透析の導入にふみきれない、ということだと思います。

透析液や血液の流れ、除水量などの調節、管理するコンソール（透析装置）1つにしても、施設透析の場合、1台あれば午前と午後の患者さん、夜間も実施していればもう1人、といったように、1日に複数の患者さんに対して使うことができますが、在宅となると患者さん宅に設置したコンソールはその患者さん専用になりますので、1人あたりの設備投資が大きくなります。また、消耗品の在庫管理も、施設内で行うのとは違い、個々の患者さん宅の在庫状況を確認、補充する必要がありますので手間がかかります。さらに、在宅血液透析を行うための研修も、時間、マンパワーともにかかります。

このように、患者への教育、訓練には相当な時間がかかり、医師にもスタッフにも人に教えて習得させるだけの教育力が求められます。どんなに評判の良い透析施設でも、患者さんに透析のやり方を適切に教えることができるかどうかはまた別の問題です。

患者も年代や透析歴、ライフスタイルなどはさまざまです。メカには強いけれど組み立てや後片付けは苦手な方とか、視力が落ちていて機器の表示が見にくいという方もいます。そうしたさまざまな事情、個性のある患者に対し、できるようになるまで個別に教えることは、工夫や忍耐力が求められます。

仮に、こうした課題をクリアして、在宅血液透析を導入したとしても、それまでの手間に見合うほどの収益になりにくいというのが実情です。ひとたび在宅血液透析を導入すれば、医療機関としてはその分施設のベッドもスタッフのパワーも空くので、より多くの施設透析患者を迎えることができる、という考え方もできますが、在宅血液透析の保険点数が低く、トータルで見ると施設血液透析のみで運営していくほうが、医療機関にとっては収益面もパワーの面でも分が良い、ということになってしまうのです。

さらに、在宅血液透析を実施するには厚生労働省の許可を得る必要があります。自院内での透析治療で手一杯の施設も少なくありませんので、在宅透析の導入に十分なパワーがかけられない、あるいは、残念なことですが、はなから採算がとれないと判断してパワーをかけようとしないところも現実としてはあるのです。

しかし近年、医療界でも在宅透析の普及率を上げる気運が高まってきています。将来的に、在宅血液透析者が増える流れになっていくものと期待しています。

裏を返せば、まだ普及がそれほど進んでいない今の時点で、在宅血液透析を行っている医療機関は、透析に関して確かな知識と技術をもった医療スタッフがいる、という1つの証になると見なせます。在宅透析患者がいるクリニックは、施設透析もクオリティが高いとの判断基準になり得ると考えます。

当院では、施設血液透析にこだわらず、異なる治療法を検討して、生活の質の維持向上・社会参加のサポートを行っています。

在宅血液透析Q＆A

在宅血液透析で、よくある質問をまとめてみました。こちらの回答は1つの目安ですので、費用など具体的なところは各医療機関に確認してください。

Q 透析にかかる費用負担は？

治療そのものは公的保険が適用され、透析の場合は自己負担なし、または所得に応じた一定額の負担（通常月1〜2万円）となります。消耗品にかかる費用負担もありません。ただし、透析開始にあたり設備の工事など、準備にかかる費用は自己負担となります。工事費用は家屋の状況により幅がありますので、事前に見積もりを取ることが望まれます。

また、透析開始後の光熱費も自己負担となります。おおむね透析開始前の1・5倍前後になることが多いようです。

Q 在宅透析なら何回透析してもよいのですか？

施設透析とは異なり、在宅の場合は何度透析しても保険の範囲内となります。透析スケジュールについては、事前に医療機関と相談のうえ決めますが、頻回であるほうが体に優しく予後も良いので、週4〜6回、1回につき3〜4時間といったパターンを基本とし、患者さんのライフスタイルや体調に合わせて設定することが多いです。

Q 医療機関での透析はしなくてもよいのですか？

在宅血液透析で問題なく健康状態が保たれていれば、施設での透析は不要になりますが、月1回程度来院のうえ、採血や胸部レントゲンなどの検査を受けていただくことになります。その結果から、必要に応じて透析計画を見直します。

Q 水分を多く摂り過ぎたあとは、除水量を多くするなど設定を自分で変えてもいいのですか？

血液透析は基本的に、緩やかに時間をかけて行うほうが体への負担が少なくてすみます。したがって、時間あたりの除水量を増やすのではなく、透析時間を延ばす、または週あたりの回数を増やすことで対処します。

自己流で設定値を変えたりすると、急な体調不良を起こすなどのトラブルの元になりかねません。医療機関に相談のうえ、対処してください。

第4章

透析患者の社会活動の門戸を開く在宅透析②

腹膜透析、ハイブリッド療法

在宅でできるもう1つの方法「腹膜透析」

透析にかかる拘束時間を減らし、かつ十分な透析ができて元気になり余命も延ばせる――在宅での透析が可能になれば、生活の質を高めるメリットがたくさん受けられます。

その具体的な方法としてもう1つ、在宅でできる透析方法があります。

それが腹膜透析（Peritoneal Dialysis：ＰＤ）です。文字どおり、腹膜を使って行う透析方法です。

血液透析の基本的な仕組みは、血管に血液をろ過するダイアライザーを取り付け、器械で血液を巡らせて直接、きれいにするというものです。ダイアライザーには、半透膜でできた中空糸がたくさん入っていて、血液がその中を通り、透析液は中空糸と中空糸の間を通る仕組みです（第1章参照）。

実は、これと似た構造が、私たちの体の中にもあるのです。それが腹膜なのです。

腹膜も半透膜で、胃腸や肝臓、大腸などの臓器が包まれています。そして膜の間には血管も通っています。

腹膜に包まれているお腹の中を腹腔といいますが、この中に水が入ると、血管内の不要物が水のほうに移動していきます。このメカニズムを利用して行うのが、腹膜透析です。腹膜透析では、腹腔内に透析液を出し入れする口（出口部）をつくり、そこにカテーテルを留置し、チューブをつないで数時間ごとに透析液の入れ替えをします。

透析液を腹腔内に入れると、血管から、血液中の尿毒素などの不要物が透析液のほうへ移動していきます。やがて透析液の濃度が高くなり、不要物が移動するスピードが遅くなったら、新しい透析液に取り替えます。

また、透析液はブドウ糖の濃度が高いため、血液中のブドウ糖濃度と差が出ます。この差を解消するために、濃度の低い血液から、濃度の高い透析液へと水分が移動していきます。腹膜透析ではこの浸透圧の原理を利用して、除水を行います。

透析液は、1回につき2リットル程度使用します。これを腹腔内に入れ、一定時間経ったあと、老廃物や余分な水分が溶け込んだその透析液を専用のバッグに排出します。バッグ交換は日に2～4回、患者さん自身で行います。1回の交換にかかる時間は30分程度ですが、慣れればもっと短い時間でできるようになります。

なお、寝ている間に自動腹膜灌流装置（サイクラー）と呼ばれる器械を使って行う自動腹膜透析（APD）という方法もあります。この場合は日中の交換はほとんど必要ありま

図14　腹膜透析とは

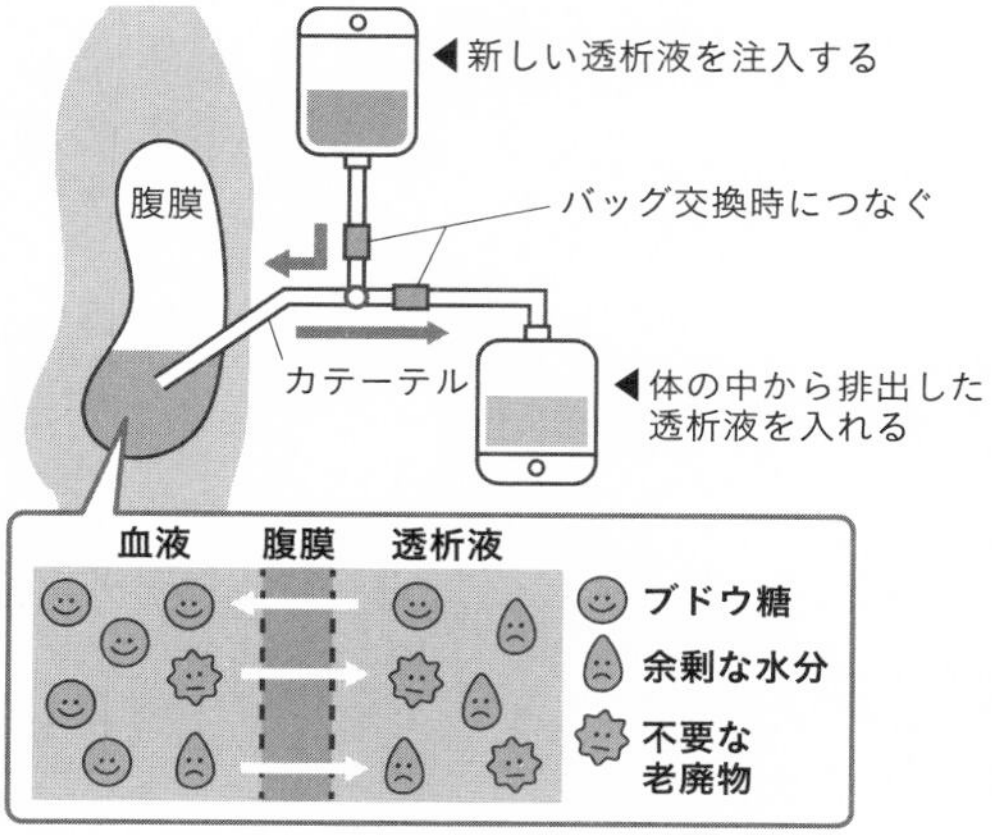

せん。日本では欧米ほどこの方法は普及しておらず、自分で交換する方法（ＣＡＰＤといいます）が8割以上を占めます。

腹膜透析はここ15年ほどの間で広まってきた方法です。透析液には高濃度のブドウ糖とミネラルが含まれています。これを、やや温めてお腹の中に入れると、腹膜を通して、濃度の高い液が低い液へ移動する浸透圧の原理が働き、お腹の中には透析液の成分が入るとともに、体液の水分や老廃物が透析液側に入ってくるのです。

個人差はありますが、腹膜透析は血液透析に比べ、残っている腎機能をより長く保つことができると考えられています。

そのため、腹膜透析と血液透析のどちらを選択するかに関しては、腎機能が残っている場合はまず腹膜透析から始め、腎機能がなくなったら血液透析との併用を経て完全に血液透析へ移行する（ＰＤファースト）という考え方があります。ただし患者さんの体格や腹膜の状態、残腎機能にもよることや、後述しますが医療機関側で腹膜透析の導入に温度差があり、施設血液透析しか行っていないところもあるなどで、日本では最初から施設血液透析を行うケースが多いのが実情です。

腹膜透析の長所と短所

腹膜透析は、自分で透析液の交換や、カテーテルを清潔に保つようにしなければなりませんが、自宅や職場、旅行先など基本的に場所を選ばずできるというメリットがある透析法です。

しかし血液透析に比べ浄化能力が弱いことと、腹膜の能力に限界があり、腹膜透析を導入しても5～10年後に血液透析に移行する必要があることに留意しなければなりません。

自分の腹膜を使った透析療法なので、自分の腎臓や腹膜の働きが低下すれば十分に老廃物、尿毒素を除去することが難しくなります。このため、5年前後で腹膜透析から血液透析に変更することが多くなっています。目安として尿量が200mL／日以下になる状況が続くようであれば、腹膜透析の期間にかかわらず、血液透析への移行が検討されます。

また、もともと血液透析に比べると透析能力は弱めで、患者さんの腹膜の状態にも左右されます。一般的には、体格の大きい人は除水量や老廃物も多くなり、腹膜の能力を上回る可能性が高いので、あまり向かないともいわれています。ただし、体が大きい分、透析液の貯留量も多いともいえるので、一概に行えないともいえない、と私は考えます。

腹膜透析ができれば施設に通う時間や拘束がなく、仕事を含め日常生活を送りながらの透析が可能です。デメリットをある程度解決して、メリットを活かした透析はできないものか――そうした考えから近年、行われ始めている新しい透析方法があります。

それが、ハイブリッド療法です。

ハイブリッド療法とは？

ハイブリッド療法とは、週5～6回の腹膜透析に通常、週1回の血液透析を併用して行う療法です。併用療法とも呼ばれています。

こうすることにより、週1～2回、腹膜を使用しない休息日を設けることができます。

1990年代前半頃から始められ、2010年には腹膜透析の患者に対し、週1回の血液透析を併用することが保険診療で認められるようになってから普及が進んできました。

腹膜透析を行っている患者は、日本透析医学会の2019年末の調査では全国で1万人弱。そのうちの約2割がハイブリッド療法を行っていると報告されています。

一般的には、腹膜透析を行ってきた患者さんで、腎臓の残存機能が低下してきて腹膜透析だけでは十分な透析が難しくなった場合に、選択されることが多い治療法です。

しかし、透析導入時からハイブリッド療法で行えば、その分、腹膜の消耗を遅らせることが期待できますし、施設に行かなくてすみます。生活の自由度が高くなるというメリットを透析スタート時から活かすことができますので、その人の生活の質を早くから、かつ長く高めることができると私は考えています。

したがって、私はこのハイブリッド療法を、在宅透析の1つとして、就労を希望する人や生活の自由度を求める人には積極的に提案しています。

ハイブリッド療法の利点と欠点

ハイブリッド療法は、血液透析と腹膜透析の「いいとこどり」の方法といえます。血液透析と腹膜透析は、それぞれ長所も短所もありますが、それぞれの長所がそれぞれの短所を補うことができるのです（図15）。

患者さんへのメリットとしては次のようなことが挙げられます。

①施設の受診回数が少ないので、社会復帰が可能
②至適透析の確保
溶質除去量の増加
良好な体液量のコントロール

図15 いいとこどりのハイブリッド療法

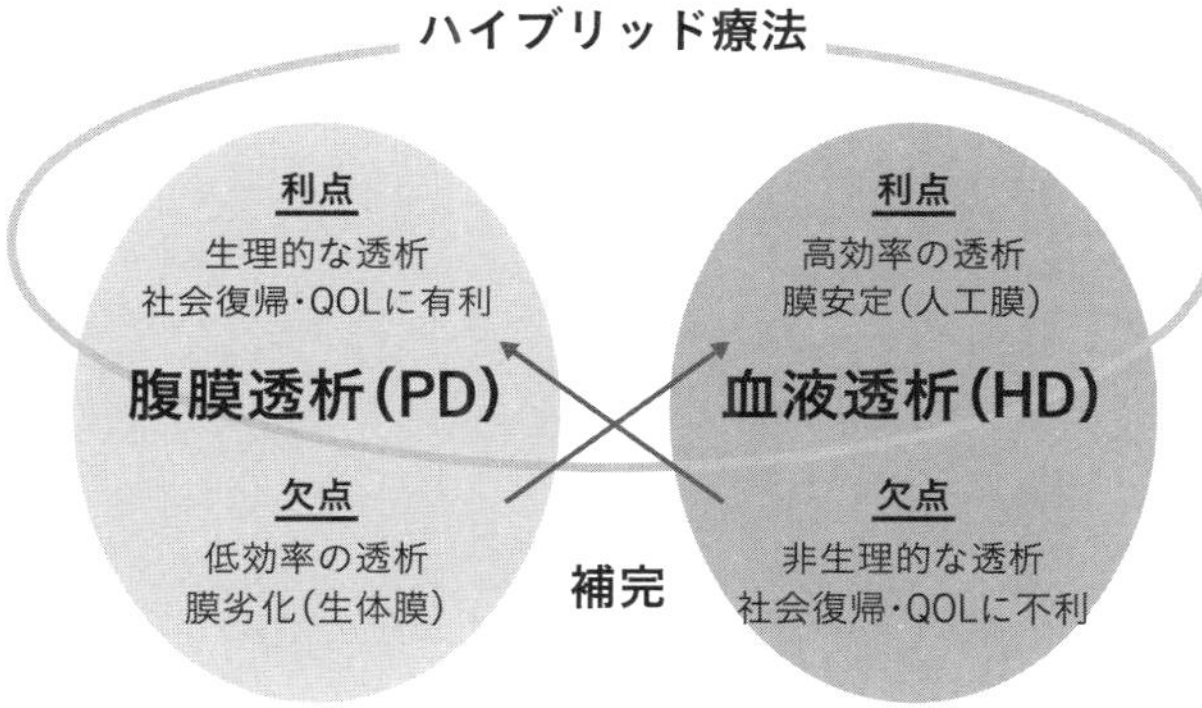

臨床症状の改善
③腹膜機能の保護
④腹膜透析治療継続率の向上
⑤生活の質（QOL）の向上

一番に挙げられるのは、除水不良や腹膜透析では除去し得ない尿毒素の除去を可能とすることなどから、透析不足状態を脱せるのです。

一般的には、腹膜透析は残腎機能があまり低下していない人のほうが適しているとされます。すでに腹膜透析をしている人でも、1日5回以上のバッグ交換や1日で使用する透析液料が10Lを超えてしまうような場合は、腹膜機能の低下など異常をきたしやすくなるので、かえって生活の質を損ねてしまう恐れがあります。

また、腹膜透析だけでは分子の大きな尿毒素が除去できなかったり、水分を摂り過ぎたりしたときなどは体液がたまりやすくなってしまいます。このような場合、週1回の血液透析を併用して行うことで、これらの欠点を補うことができます。つまり、腹膜透析による透析必要量を少なく抑え、蓄積した分子の大きい尿毒素や余剰となった水分を除去することが可能となるのです。これにより、血圧を安定させたり、心不全や貧血の改善をもたらします。

さらに、腹膜透析だけの場合は、毎日透析をしなくてはなりませんが、ハイブリッド療法にすると、血液透析を行う日は腹膜透析を休んでいただく腹膜休息が可能となり、その翌日も透析自体をしなくてすむので、週2日、腹膜を休ませることができます。

つまり、腹膜透析だけの場合と比べ、腹膜を休ませることができるということです。温存できることにより、腹膜機能の改善（腹膜透過性の改善）が見られるという研究報告もあります。

腹膜透析を長く続けていると、腹膜が消耗し中皮細胞という腹膜表面の細胞が剥がれ落ちてきます。その面積を、腹膜透析のみの場合と、ハイブリッド療法との場合とで調べたところ、後者のほうが小さい、すなわち腹膜の消耗が少ないことが分かったのです。

なお、これは私の今までの診療経験から得た感触ですが、ハイブリッド療法にすると、腎性貧血が起こる頻度も減るように思います。腎性貧血は、血液透析の場合には、回路からＥＳＡ製剤と呼ばれる治療薬が投与されますが、腹膜透析あるいは保存期腎不全の場合には、通院時に皮下注射で投与されます。ハイブリッド療法では施設血液透析時に回路から投与されますが、検査をしても治療不要の場合がしばしばあります。

ただし、ハイブリッド療法にも留意点があります。

１つは、腹膜の出口部に加え、血液透析を行うためのシャントもつくる必要があることです。腹膜のカテーテルと腕のシャント、両方の管理が求められますし、言い方を変えればどちらも人工物ですから、感染やなんらかの不具合が生じるリスクが高くなる、ということです。お腹にも腕にも傷がつくのはちょっと……と抵抗がある人もいるかもしれません。ただ、「腹膜透析と血液透析のどちらもできる」ことは強みでもある、との考え方もできます。

例えば腹膜透析の場合は透析液を入れたバッグを１日に数個は必要としますので、旅行するときにはバッグを事前に旅先へ送っておくなどの手配が必要です。それが大変であれば、旅先の施設で血液透析を受ける、という選択もできるわけです。

また、将来的に、血液透析へ完全移行することになった場合にも、すでにシャントができていればスムーズです。

腹膜透析のみの場合と比べれば、ハイブリッド療法は通院回数が若干増えたり、血液透析時に腹膜透析よりハイピッチで透析、除水しますので血圧が低下しやすくなったり、といったことも起こり得ますが、長い目で見て腹膜が温存できるのであれば、こうしたデメリットを補って余りあると私は考えます。

実際に、ハイブリッド療法を選択した患者さんからは、「精神的に楽」「腹膜透析をしない日は心身とも解放された気分になりリフレッシュできる」「自由な時間がつくりやすい」との声が多く出ています。また、ハイブリッド療法では週1回通院し、そこで血液や血圧の状態をみてもらえるので、「健康状態が把握しやすい」というのもメリットととらえている人が多いようです。

図16　ハイブリッド療法のパターン

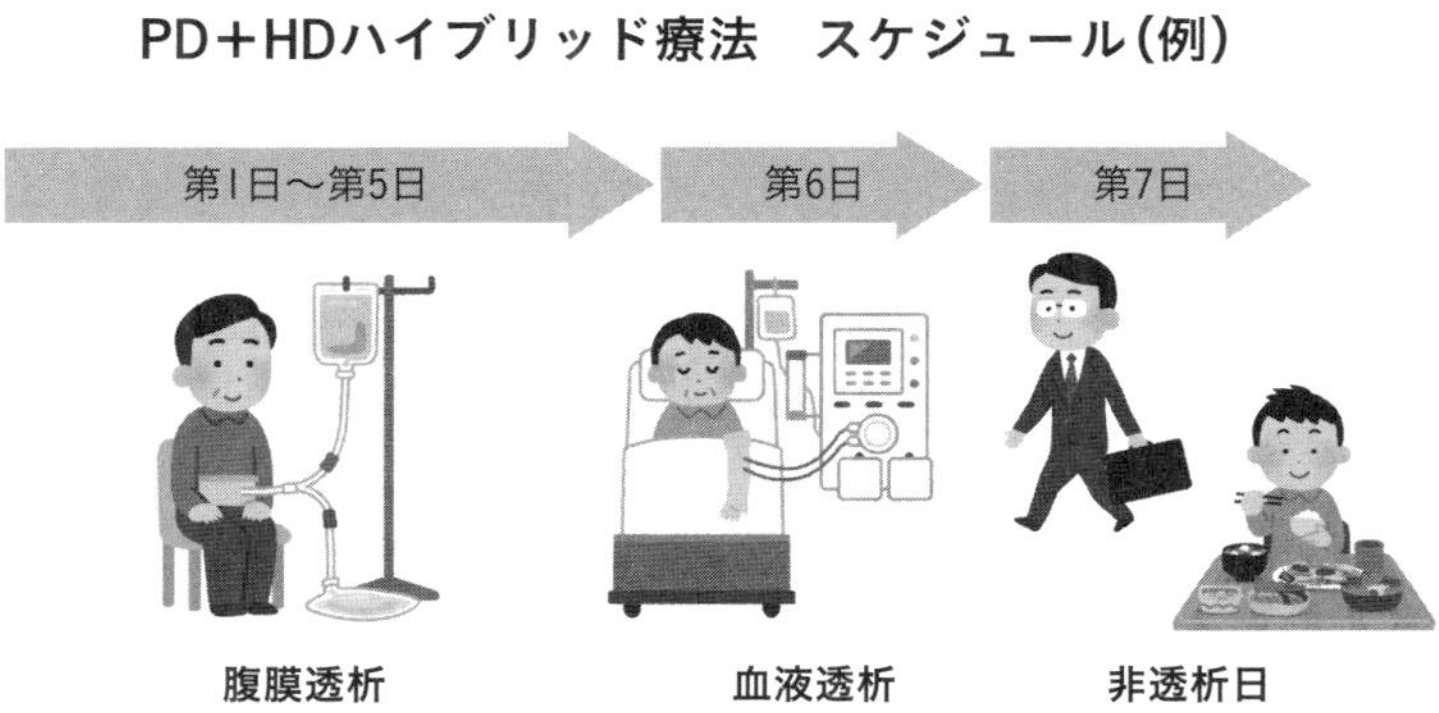

併用療法のパターン

HD

日	月	火	水	木	金	土	日
PD	PD	PD	PD	PD	休息	休息	PD

HD

日	月	火	水	木	金	土	日
PD	PD	PD	PD	PD	休息	休息	PD

HD

日	月	火	水	木	金	土	日
PD	PD	PD	PD	PD	休息	PD	PD

上：金曜日の午前中に施設血液透析を行い、この日と翌日の腹膜透析はお休み
中：金曜日の午後に施設血液透析を行い、この日と翌日の腹膜透析はお休み
下：土曜日の午後に施設血液透析を行い、前日となる金曜日の腹膜透析はお休み

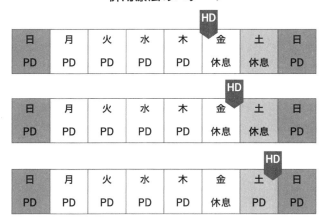

図17　CAPD記録ノート

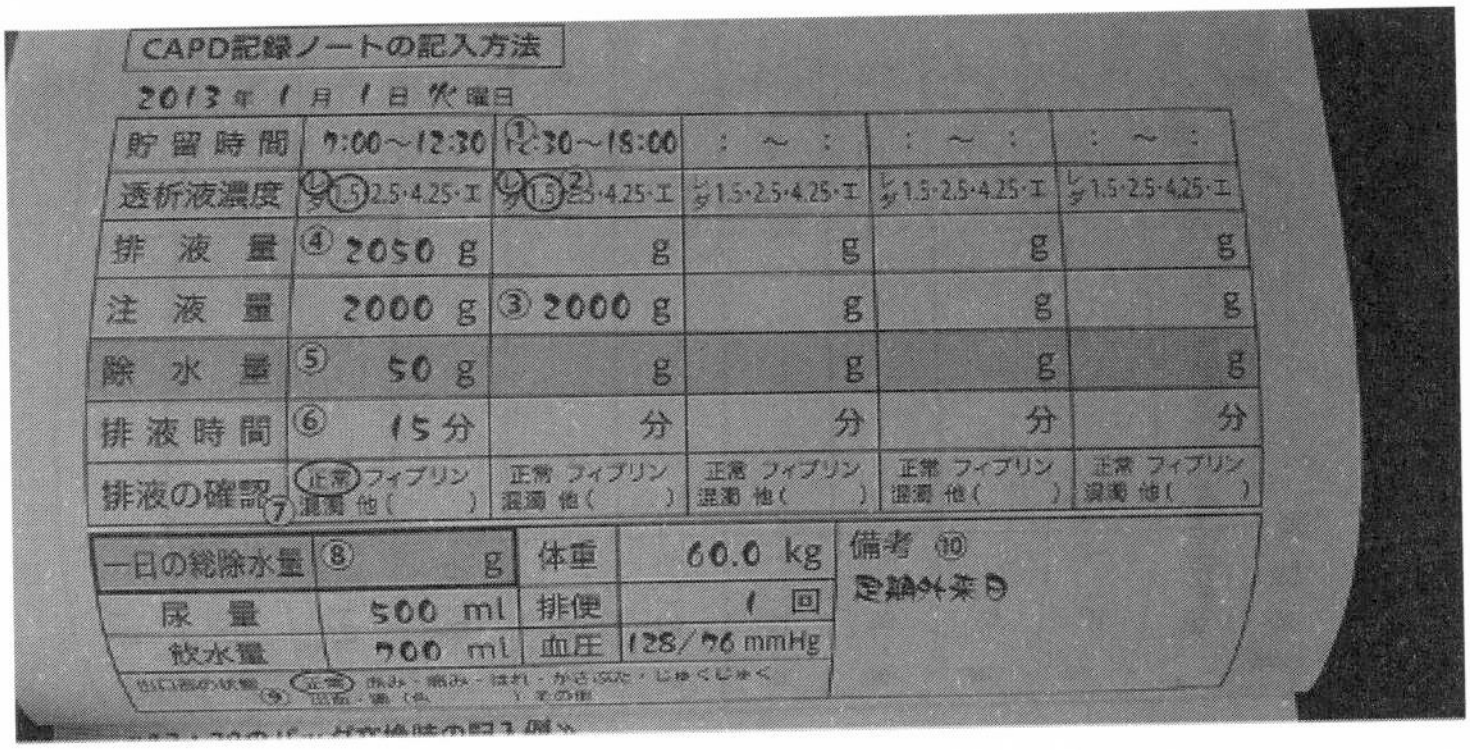

CAPD記録ノートの記入方法

2013年 1月 1日 火曜日

貯留時間	① 7:00〜12:30	12:30〜18:00	：〜：	：〜：	：〜：
透析液濃度	レダ ② 1.5・2.5・4.25・エ	レダ 1.5・2.5・4.25・エ	レダ 1.5・2.5・4.25・エ	レダ 1.5・2.5・4.25・エ	レダ 1.5・2.5・4.25・エ
排液量	④ 2050 g	g	g	g	g
注液量	2000 g	③ 2000 g	g	g	g
除水量	⑤ 50 g	g	g	g	g
排液時間	⑥ 15分	分	分	分	分
排液の確認 ⑦	正常 フィブリン 混濁 他（　）	正常 フィブリン 混濁 他（　）	正常 フィブリン 混濁 他（　）	正常 フィブリン 混濁 他（　）	正常 フィブリン 混濁 他（　）

一日の総除水量	⑧ g	体重	60.0 kg	備考 ⑩ 定期外来日
尿量	500 ml	排便	1 回	
飲水量	700 ml	血圧	128/76 mmHg	

「腹膜ノート」で日々の健康状態を管理

健康状態を良好に保ち、快適に生活をするには、日々の記録を取ることが大切です。除水量や透析液の排液量、注液量はわずかな変化であっても、体調の変化を示すサインになることがあるからです。例えば除水量は、排液量から透析バッグを入れ替えたときの注液量を差し引いた量になりますが、いつもより少ない量になると、たまたま必要とする除水量が少ない可能性もありますが、なんらかの理由で腹膜の機能が落ちていることも考えられます。こうしたことを記録しておかないと、「なんとなく少ない」とか「なんとなく体調が良くない」と見過ごされがちで、知らないうちに合併症などが進行してしまうことにもなりかねません。

尿量や飲水量の記録も、透析が十分にできているかどうかの判断材料になります。出ていく水分＝除水量＋尿量と、入れる水分＝飲水量の出納をみるところは、家計簿に似ています。帳尻が合えばまずは問題ない、といえます。

記録を取ることは、通院時、医師に家庭での透析の状況を伝えるときにも役立ちます。あいまいな記憶のままで話してしまうと、医師も適切な判断ができず、やはり対処が遅れてしまうことになります。

数値だけではなく、「食欲がない」「よく眠れなかった」といった体調に関わることや、服用している薬も記録しておくとよいです。

ライフスタイルに応じて選べることが大事

血液透析にしても、腹膜透析にしても、ハイブリッド療法にしても、「適正な透析、除水ができること」が大前提です。どんなに生活の自由度が高いとしても、十分に透析できなければその人の健康状態はどんどん悪くなってしまいますから、治療としては不適切になってしまいます。

しかし他方、治療効果「だけ」が選択の条件になるという認識も誤っていると私は考えます。治療効果に加え「それぞれの方々に合わせた社会生活が可能であること」も、治療法を選ぶ際の条件として同列になくてはいけない、という考え方です。

ところが今の日本の透析は、後者の条件がないがしろにされがちであるといわざるを得ません。

わが国では、大多数の患者さんが施設血液透析を選んでいます。しかし正確にいうと「選んでいる」のではなく「それしかないからしかたなく受けている」ケースもまた大多数であると私は考えます。

つまり、最初から選択肢を提示されていない人がほとんどなのです。腹膜透析を行っている医療機関や、在宅透析を行っている医療機関が、施設血液透析を行っている医療機関に比べ極端に少ないことがそれを物語っています。

日本で腹膜透析を受けているのは透析患者さん全体の3％程度に過ぎませんが、ヨーロッパの多くの国では、透析患者さんの2割前後で腹膜透析が選択されています。

日本で腹膜透析の普及率が低いのは、血液透析の施設が多いため、気軽に通院できること、反対に腹膜透析を実施できる医療機関、医療スタッフが血液透析に比べて圧倒的に少ないことが主な原因といわれています。それではなぜ、医療機関やスタッフが少ないのでしょうか。

みもふたもない言い方になりますが、現行の保険制度では、医療機関にとっては施設血液透析が一番「儲かる」のです。腹膜透析や在宅血液透析の場合、医療機関が費やすパワーに対しての算定が十分ではなく、医療機関が「持ち出し」になるケースもあるというのが実情です。

施設血液透析では、透析は院内に設置した器械で行います。メンテナンスも院内で器械のマニュアルに沿って行えるので、均一な対応ができ、治療が簡単にできます。

しかし腹膜透析は、人間の生きた腹膜を使うので、その管理やケアはマニュアルどおりというわけにはいきません。腹膜に設置した透析液の出入り口に異常はないか、腹膜の機能はどのくらいだろうか……それは、施設血液透析のように、器械を点検すればよい感覚ではできない、ということです。そして、もし緊急トラブルが生じたら、日夜問わずの対応も必要になってきます。

在宅透析の場合は、患者さんへの「教育」が必要です。ＨＤの場合最も患者さんが不安なのは穿刺で、自分で針を刺すわけですからうまくいかなかったらどうしよう、医療従事者が家でつきっきりになるわけにはいかないので、医療機関にとっても「何かあったら」と不安なわけです。

その不安をなくすための十分な教育なのですが、現状、その教育に対して見合う算定ではなかったり、その時間やマンパワーが取りにくかったり、と施設側が「在宅をしない」理由はいくらでもつくれるのが実情です。

もちろん、在宅血液透析でも万一の緊急トラブルが生じたときに対応できる体制を整えておく必要があります。

また、備品などの在庫管理も、施設血液透析なら医療機関内ですればよいのですが、その備品が各家庭にあるわけですから、誰がどれだけ使って、何をいつ、どれだけ補充しなければならないのか、各家庭の状況を管理するのは一括管理よりも煩雑になります。

こうした、医療機関側の事情が、透析患者さんに透析方法の選択を狭める結果になっていることを、残念に思わずにはいられません。

表向きは、「腎臓代替療法には、血液透析と、腹膜透析と、腎移植があり、どれが優れているということではなく、ライフスタイルによって選べる」となっていますが、現場が追いついていないのです。

ですからせめて私は、自分のところで「選べる」環境をつくり、ここに来ればさまざまな透析方法なり腎移植から、なりたい自分に応じて「選べる」、そんなクリニックを目指しています。実際、当院では、施設血液透析も、ハイブリッド療法も、在宅血液透析も選べます。また、施設血液透析もできる限り、時間や回数などの相談に応じ、希望に応えられるようにしています。

異なる治療法を検討し患者さんと話し合いながらベストの方法を探していくことが、生活の質向上と社会参加のサポートに必ずつながる、それが私の信条です。

慢性腎不全は、生涯にわたり付き合っていく病気です。

そして腎移植も含めた腎代替療法は、患者さんが希望する生活をできるだけかなえ、元気に過ごせることを目指した治療法です。

だからこそ患者さん自身が「どんな生活を送りたいか」「どう生きたいか」の意思表示をしっかりすることが重要であり、そのためには、透析についての知識を習得することが不可欠といえます。それができて初めて、腎疾患の良質な治療を持続することが可能となるのです。

常に不安や諦めなどの落ち込んだ気持ちで過ごしていても、同じ一生です。であれば少しでも、明るい気持ちになっていただきたいのです。

そして医療従事者は、患者さんの「こうなりたい」という希望をできるだけかなえる、最も良い治療の選択を行えるよう、サポートしていくことが必要です。施設血液透析が全体の9割以上を占める現状から、患者さんがより多くの選択肢をもてるよう、医療従事者も変わらなければならない、と私は強く思います。

ハイブリッド療法Q&A

腹膜透析は、常時透析液バッグを装着して行う透析のため、日常生活にどのような影響があるのかイメージしにくい人も多いと思います。よくある質問と回答をまとめました。

Q 透析液バッグの交換に必要なものは？

排液バッグを吊り下げるツール（医療用の点滴スタンドがベストですが、なければカーテンレールや手すりなど）に、S字フックが必要です。また、透析液を測るための計りや、温めるための加湿器が必要となります。APDの場合は専用装置や回路も必要です。

Q バッグ交換をする場所の注意点は？

できるだけ清潔で、ホコリやペットの毛などがない部屋で行いましょう。透析液がこぼれても掃除しやすいよう、フローリングのほうが望ましいです。空気の流動があるとチリなどが舞い込みやすいので、扇風機やエアコンの風が直接バッグや体に当たらないよう配慮することも大事です。

なお、透析液は基本的に1カ月分処方されますので、予備カテーテルなどの装置の収納も含め、1間分の押し入れ程度のスペースが必要となります。

職場や、外出中にバッグ交換を行う場合も、できるだけ清潔な場所を選ぶことが大切です。計りや加湿器は携帯できる小型のものがあると便利です。

Q 入浴はどのようにするのですか？

出口部をふさいで入浴する方法（クローズド法）と、ふさがずに入浴する方法（オープン法）があり、医療機関と相談のうえ決めます。いずれも出口部からの感染を防ぐため、お湯が入らないようにすることが重要です。

Q 運動はできますか？

腹部を強く圧迫したり、ひねったりする運動でなければ、特に制限はありません。ただし合併症がある人、心臓の機能に不安がある人は主治医に相談してから行いましょう。

Q 旅行はできますか？

透析液や透析に必要なキットを事前に旅行先に送っておく、万一のトラブルに備え医療情報提供書を用意しておく（服薬やアレルギー、最近起こった透析のトラブルなどを記載）などの事前準備が必要ですが、健常な人と同じように旅行は可能です。

Q ペットは飼えますか?

飼うことはできます。ただし透析液やキットのある場所、バッグを交換する場所にペットを入れたり、ペットの毛が入ったりしないよう気をつける必要はあります。

Q 予防接種は必要ですか?

感染症予防の観点から、受けておくことが望ましいとされます。ただし、免疫抑制剤や強いステロイド剤を使っている場合、生ワクチン(加熱処理せず生きた菌を使用しているワクチン)を接種すると、副反応が大きくなる可能性があるため、流行していなければ控えるほうが望ましいとされます。

Q 妊娠、出産は可能ですか?

可能です。妊娠希望の場合は主治医に相談のうえ、胎児に悪影響を及ぼさない薬への切り替えなどが必要となります。また、腹膜透析では、胎児が大きくなると透析が不十分になるので、時期を見て血液透析を併用したり、完全移行します。出産は、帝王切開率が高くなります。

第5章

CKD患者のケアで心掛けたいこと

――家族も一緒に頑張ろう――

慢性腎臓病（ＣＫＤ）は早期発見が肝要。しかし……

ここまで透析の話を中心にしてきましたが、そもそも透析をしないですむようにすることも腎臓内科医の使命です。つまり、透析の原因となる慢性腎不全をいかに予防するか、そして進行させないか、です。

腎不全には急性腎不全と慢性腎不全があることは、すでにご存じかと思います。念のため違いを述べておきますと、急性腎不全は、感染症や外傷などが原因で、急な機能低下が起こる病気です。手術や薬剤が引き金となる場合もありますが、いずれも、傷病が原因ならそれを治療するなど、原因を取り除くことで回復は可能です。ただし、予後が悪いと腎機能障害が残り、慢性腎不全へ移行する場合もあります。

慢性腎不全は一般的に、腎機能が正常な状態の３分の１以下に低下した状態を指しますが、それも含め腎機能の低下が３カ月以上続く病態を慢性腎臓病（ＣＫＤ）といいます。ＣＫＤはChronic Kidney Diseaseの略で、chronic＝慢性、kidney＝腎臓、disease＝疾患です。

慢性腎不全は、慢性腎臓病が進行して透析が必要になった状態を指します。しかし

CKDの初期のうちに治療を開始できれば、透析を遅らせることができますし、透析を回避して人生を全うすることも可能です。

CKD患者の7割以上、透析患者の4割以上は生活習慣の乱れを背景とする糖尿病性腎症です。近年、DKD（Diabetic Kidney Disease）と呼ぶ動きもあります。

糖尿病性腎症を重症化させず、透析導入をできるだけ遅らせる、あるいは回避することが、腎臓内科医にとって、ここ10～20年ほどの最重要課題になっています。そのためには、早期発見、早期治療が肝要です。

しかし現実には、「ええっ、どうしてこんなになるまで放っておいたの！」と思わず口調を強めてしまう場面のほうが多いのが実情です。初診で即、透析導入の判断を下したのも一度や二度ではありません。

腎臓機能が低下して、高熱が出たり耐え難い痛みが出たりしたら、皆進んで受診するのでしょうが、そういった激しい症状が出ないために、見過ごされやすいのです。

なんとなくだるい、なんとなく疲れがとれない！　腎臓疾患では、そんな〝なんとなく〟が、病院へ行く判断を鈍らせます。まして慢性腎臓病となると〝なんとなく〟が長い期間をかけて少しずつ少しずつ強まってくるので、体が慣れてしまい、大ごとだ、と思えなくなってしまうのです。「年のせいかな」「こんなもんだろう」などと思っているうちに、医師に呆れられかねない状態になるのがよくあるパターンです。

不摂生を自覚している人のなかには、うすうす「体調がいまひとつなのは年のせいでも疲れのせいでもなく、病気なのでは」と気づいている人もいます。そういう人は、いざCKDと診断した時「やっぱり」とあまり驚かないものです。しかし、かといって、早く治療しなきゃと思っているわけではなく「そんなに大ごとではないから」「仕事が忙しくて治療に時間を取られたくないから」と消極的なのが気になります。

腎臓病がどれだけ生命を脅かすものか、また著しく生活の質を下げるのかが、まだまだ世間に浸透していないことを痛感します。危機感がないのです。

CKDの定義

①尿異常、画像診断、血液、病理で腎障害の存在が明らか（特に蛋白尿の存在が重要※）

②GFR＜60 mL／min／1・73㎡

（→GFRの説明は150ページ参照）

①、②のいずれか、または両方が3カ月以上持続する
※ただし糖尿病性腎症のなかには、尿蛋白が出ないで腎機能が低下する病態もある。

CKDはどんな病気？

私たちは食事をすると、食べたものが分解され、ブドウ糖が小腸から血管内へと吸収されます。ブドウ糖は血流に乗って体のすみずみまで運ばれ、何十兆個とある体中の細胞のエネルギー源になります。

その細胞内へ、ブドウ糖を取り込ませる働きをしているのが、インスリンというホルモンです。ブドウ糖が細胞で消費されれば、血液中のブドウ糖は少なくなりますから、血糖は下がります。

インスリンは、すい臓にあるランゲルハンス島のβ細胞から分泌されるホルモンです。人の体内にはたくさんの種類のホルモンが分泌されますが、血糖を下げる作用をもつホルモンは、インスリンだけなのです。

そのため、インスリンが不足したり、うまく作用しなくなると、血液中にブドウ糖がとどまったままになってしまうので、血糖は上がってしまいます。糖尿病は、こうした高血糖の状態が続いて発症する病気、というわけです。

糖尿病はさまざまな合併症を起こす病気として知られています。腎臓病もその1つです。どうして合併症が起こるのでしょうか。

その黒幕となるのが、高血糖状態で蓄積されやすくなる、ソルビトールです。

ソルビトールとはブドウ糖からつくられる物質で、本来はブドウ糖→ソルビトール→フルクトースと分解されていき、排出されるのですが、糖がだぶついていると、ブドウ糖をソルビトールに変える酵素の活性が高まる一方、ソルビトールをフルクトースに変える酵素の活性が低下してしまいます。

ソルビトールの状態では排出されないので、細胞内には大量のソルビトールがとどまるような恰好になります。やっかいなことに、ソルビトールは細胞のなかにどんどん水分を引き寄せる性質をもっているので、細胞はさしずめ水びたしになり、やがて壊れてしまいます。こうして組織全体が傷害されて、機能が落ちてしまうのです。

ソルビトールが特につくられやすい場所は、末梢神経や眼の網膜、そして腎臓です。それぞれ、糖尿病の合併症としてよく知られている、神経障害や網膜症、そして腎臓病の発生につながります。

このうち腎臓では、血液をろ過して尿をつくる役割を担っている糸球体がダメージを受けてしまいます。そのために、悪い尿毒素が排出されず体にたまっていきます。

体中を巡っている血液も、毒素で汚れたままの状態が続きます。さしずめ、ホースで泥水を流すとホースの内側が汚れてしまうようなもの。血管の内側には内皮細胞と呼ばれる細胞がしきつめられ、血管を守っていますが、それが毒素にさらされれば当然、守りがおろそかになります。そのために血管が傷つきやすくなり、動脈硬化などを起こし、血管がぼろぼろになってしまいます。

このようにして、尿毒症（152ページ）と呼ばれるさまざまな症状が出てしまうのです。

糸球体は左右の腎臓それぞれ100万個もあります。少しくらいダメージを受けても、ほかの糸球体がカバーするのでさほど腎機能に影響は出ません。しかし、もし7〜8割もの糸球体が機能しなくなったら、当然、残った糸球体に負担が掛かりますし、十分に機能しなくなってしまいます。

こうしてやがて、腎不全になってしまうのです。

腎機能の指標、ＧＦＲ

具合は悪くないとしても、体の中ではじわじわと病気が進んでおり、むくみなどの自覚症状が出る頃には、かなり進行してしまっています。したがって早期の段階でＣＫＤを見つけるには、健康診断での検査数値が頼りとなります。

では検査で何をみるのか。キーとなるのは「ＧＦＲ（Glomerular Filtration Rate）」です。

ＧＦＲとは「糸球体ろ過量」の略で、フィルターの役目を果たす糸球体が1分間にどれくらいの血液をろ過し、尿をつくれるかを表します。実際の検査では、血清クレアチニン値と年齢、性別から推算する、「推算糸球体ろ過量（ｅＧＦＲ：estimated Glomerular

Filtration Rate)」が使用されています。

eGFRの値が低いほど、腎機能は低下しているとされ、検査ではeGFR値の範囲によって6段階に分けて評価するのが一般的です。

なお、CKDの重症度はeGFRだけでは決まりません。糖尿病性腎症の場合なら尿アルブミン、腎炎の場合は尿たんぱくなど、原疾患によって見る項目が分かれ、それとeGFRとの総合で判断されます。(図18)

GFRは加齢による自然な老化でも低下していきますが、GFR50mL/分/1・73㎡未満の患者さんは2倍以上の速さで腎機能が低下する、とのシミュレーションもあります。

このGFRは、心筋梗塞や脳卒中といった、命に関わる疾患(心血管イベント)の発症リスクに強い関係のあることが分かっています。GFRが低いほど、発症リスクが高くなるのです。

GFRが30未満になると腎不全と呼ばれ、次のようなさまざまな合併症が出現しやすく

図18　CKDの重症度分類

原疾患		たんぱく尿区分		A1	A2	A3
糖尿病		尿アルブミン定量（mg／日） 尿アルブミン／Cr比 （mg／gCr）		正常	微量アルブミン尿	顕性アルブミン尿
				30未満	30 ～ 299	300以上
高血圧 腎炎 多発性嚢胞腎 移植腎 不明 その他		尿たんぱく定量 （g／日） 尿たんぱく／Cr比 （g／gCr）		正常	軽度たんぱく尿	高度たんぱく尿
				0.15未満	0.15 ～ 0.49	0.50以上
GFR区分 （mL／分 ／1.73㎡）	G1	正常または高値	≧90			
	G2	正常または軽度低下	60～89			
	G3a	軽度～中等度低下	45～59			
	G3b	中等度～高度低下	30～44			
	G4	高度低下	15～29			
	G5	末期腎不全(ESKD)	＜15			

重症度は原疾患・GFR区分・たんぱく尿区分を合わせたステージにより評価する。CKDの重症度は死亡、末期腎不全、心血管死亡発症のリスクを、あみかけの色が濃くなる順にステージが上昇するほどリスクが上昇

（日本腎臓病学会編　CKD診療ガイド　2012より）

なります。

・尿が出ない
・老廃物や余分な水分、ナトリウムなどが蓄積
・尿毒症

　このうち尿毒症は、本来排出されるべき老廃物や毒素がたまることで起こる症状の総称で、症状としては図19のようなものが挙げられます。

　このなかでも、受診理由として多いのは、「高血圧、嘔気、頭痛、脱力感、食欲不振」などです。

　多くの方は、こうした症状がつらく

図19　尿毒症の症状

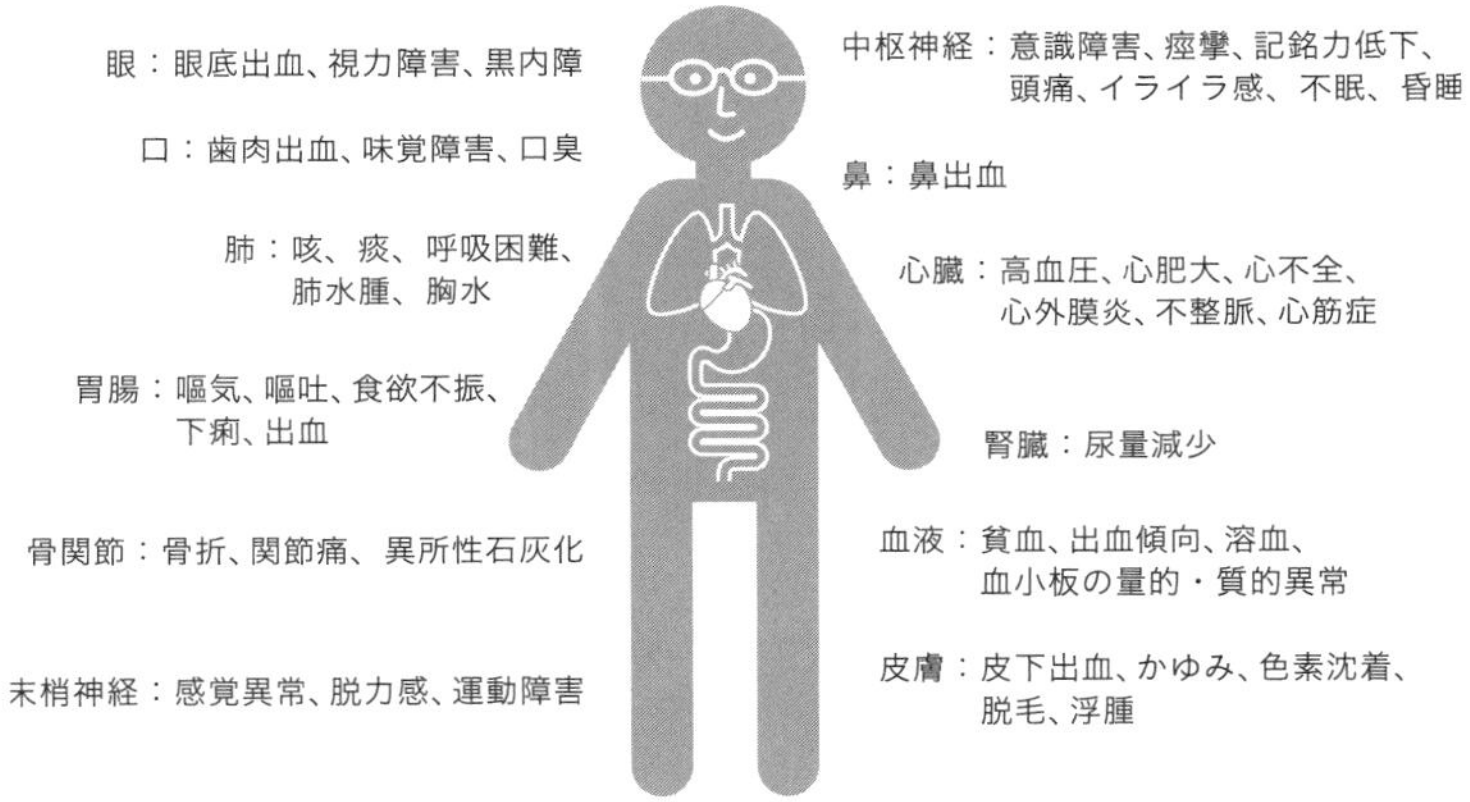

感じられて受診されるのですが、すでに腎臓は健常な人の３割も働けなくなっており、しかも機能を回復させることができません。いかにこれ以上低下させないか、が治療目標になってしまうので、つらい症状を根本的に改善することは不可能なのです。対症療法で緩和するしかない、ということです。

ここで徹底的に栄養や水分の管理をすれば、その方の年齢にもよりますが、透析を免れる可能性はゼロではありません。しかし、ほとんどの場合、治療を行っても腎臓機能は緩やかに低下していき、末期腎不全に至ります。

腎不全が進むと前述のような尿毒症の症状

が強まり、生活に支障をきたすようになります。いわゆる生活の質（ＱＯＬ）や日常生活動作（身支度、食事、排泄といった日頃の生活で行う動作：ＡＤＬ）が著しく低下していきます。

患者さんには、こうした心身への負担とともに、ケアに必要な費用もかさむため、経済的な負担も大きくなってきます。

それを回避するためにも、腎臓機能の低下は早期に見つけ、早期に治療開始するほうが望ましいのです。

自覚症状はあてにならない！　数値と画像でＣＫＤの進行を知る

誰でも急に気分が悪くなったり、お腹が痛くなったりしたら「ただごとではない」と思うでしょう。それが耐え難いほどだったら、すぐ病院へ行くのが普通の感覚です。

しかし、長期にわたって少しずつ症状が悪化していく慢性疾患の場合、体に相当な負担が掛かっていても見過ごしてしまいやすいのが問題です。

貧血を例にとっても、健常時で13g／dL程度ある血色素（Hb）値が急に6g／dLまで下がったとしたら、たいていは体調不良を訴えるものです。しかし、同じ変化幅でも数カ月単位でだんだん下がっていくと、同じ6g／dLになったとしても、さしたる自覚症状が出ないことは、CKDの患者さんにはよくあることです。

自覚症状をあてにしない――これは、CKDの患者に強く訴えたいことの1つです。たいした症状がないから、大丈夫だろうと思っていると、ある日突然「透析です」と告げられ、ショックを受けてしまうことになりかねません。

これは医療機関側にも問題があると思いますが、患者さん自身が自衛のために、つまりCKDに対して十分な手を打てないまま透析になってしまった、といった後悔をしないためのポイントは、「検査の数値や画像について、医師から十分な説明を受ける」ことです。それもただ、数値がいくつですよ、では見れば分かる話ですので、どの程度病気が進行しているのかが分かるように説明を受けることが大切です。

検査数値はたくさんあって、すべて聞くには限度がありますので、せめて「クレアチニン値」は確認してください。原疾患や全身状態にもよるものの、クレアチニン値が上昇しても1・5～3mg／dLくらいの段階であれば、食事療法にしっかり取り組めば透析時期を遅らせることは十分可能ですし、回避できる可能性があります。

なお、ｅＧＦＲと蛋白尿、そして腎性貧血の場合は貧血の数値も重要な指標となります。糖尿病性腎症の場合はアルブミン値も要チェックです。

画像もしっかり見てください。例えば腎臓が萎縮している様子は、ＣＴなどに比べ不鮮明なエコー画像でも確認することができます。ＣＫＤが進行していると明らかに、腎臓は小さくなってしまったり、血流が悪くなってしまっていますので、自覚症状がなくても状態は悪くなっていることを、理解しなければなりません。

軽症の人であっても、自分はまだ軽いから、と油断しないでください。進行の速さには個人差があり、急激に悪くなるケースもあります。重症度に関係なく、「客観的に」自分の病気のことを知ることが、ＣＫＤの進行を遅らせる最も重要なポイントです。そしてたとえ透析を検討せざるを得ない状況になっても、十分な準備期間を取ることができるのです。

クレアチニン値1・5〜3mg／dLが正念場

私の場合、CKD治療の「踏ん張りどころ」はクレアチニン値1・5〜3mg／dLだと認識しています。ここで患者さんが食事療法をしっかり実践し、医師も適切な治療をしっかり行えば、原疾患や合併症の状態にもよりますが、透析を回避することは可能です。「透析にならずにすむよう手を尽くしますから、頑張りましょう」とお話しできるのです。

そして、たとえ結果的に透析を導入することになっても、その時期を遅らせることができます。今までの自分の経験では、クレアチニン値1・5〜3mg／dLであれば、透析まで少なくとも1年の余裕はあるケースがほとんどなので、その間に患者さんと、今後どんなライフプランをもち、どんなライフスタイルを望んでいるのかを話し合い、それをできるだけかなえる方法を一緒に考えることができます。

患者さんも、今後の自分の生き方についてじっくり考える余裕がもてます。

クレアチニン値が4〜5mg／dLくらいまで上がってしまうと、腎機能がすでに正常の10〜20％まで落ちていることを意味するので、治療をしても腎代替療法はまず免れない状況になってしまいます。

しかも、透析導入までの時間的余裕もそうありません。数カ月後には透析スタートをしなければならないケースも。食事制限もかなり厳しくしなければならず、苦痛を伴いますし、貧血などによる自覚症状が出てくる人も多くなってきます。

そんなに具合が悪くない、と思っていても、クレアチニン値1・5〜3mg/dLは、治療をしっかり受けて透析を遅らせる努力をするとともに、透析になった場合にどういう方法が良いかも考え始める「正念場」といえます。

CKDを悪化させないためには

CKDを悪化させないためには、もちろん、早期のうちから治療を開始することが重要ではありますが、それだけでは進行を食い止めたり、遅らせたりすることは困難です。

CKDを含む生活習慣病は、「生活習慣」と名前につくくらいですから、日常生活を改めないと、薬などによる医療機関の治療効果が十分に得られません。「医者にかかっていれば、家では今までどおりにしていても大丈夫」というわけにはいかない、ということです。

腎不全にならないためには、腎臓をいたわり糸球体が働きやすいようにすることが大事です。

腎臓は体から出た不要物を回収する臓器ですから、その不要物を減らして腎臓の負担を減らしてあげるよう気をつけなければなりません。

では、どのようにしたら不要物を減らすことができるのでしょうか?

私たちが毎日の食事で摂っている栄養素のうち、たんぱく質は、体内でエネルギーや体をつくる材料として使われたあと、〝燃えかす〟として尿毒症のもとになる物質ができてしまいます。

したがって腎臓の負担を減らすには、たんぱく質の摂り方に注意をしなければなりません。

それに加え、脂肪と炭水化物でエネルギーを確保することも大事です。なぜかといえば、エネルギーが不足すると、人の体はたんぱく質を燃やしてエネルギーにするからです。

つまり、エネルギーは確保しつつ、低たんぱくを心掛ける、これにより尿毒症のもとになる物質を減らす、というのが腎臓への負担を減らす原則となります。

ただし、糖尿病性腎症の場合は、炭水化物（糖質）が体にだぶついているわけですから、糖質の量にも気をつけなければなりません。さらに、肥満の人の場合はエネルギーそのものが過多になっているので、カロリー制限も必要となってきます。

ただし、これらはあくまでも「原則」であり、実際には患者さんの原疾患や体格、それまでの食生活などを考慮し、一人ひとりに合ったオーダーメイドの食事指導がなされるべきと私は考えています。


過去に、こんなケースがありました。

ある女性の患者さんで、クレアチニンの値は1・23mg／dLと、少し悪い程度なのですが、ある病院で栄養指導を受けたところ、「カリウムを摂らないように」と厳しく言われ、ほかの栄養素についても、あれもだめ、これもだめ、と制限されてしまったそう。「先生、何を食べたらいいんですか」と、涙目で訴えてこられました。

診察した私の答えは「全部食べてください」。その方は体型も細身でたくさん食べるとは思えない人でした。ですから量だけ気をつけて、少しずつ摂るようにすれば、食べてはいけないものはありません。どの栄養素も全部摂ってください、と申し上げたのです。「でも先生、カリウムの値が心配で……」

「大丈夫です。それで万一、カリウムの値が高くなれば、減らす薬がありますから。あなたの場合はそれで十分に対処できます」

その患者さんは一転、安堵の表情を浮かべ、定期的に検査を受けて数値をきちんと見ていくことを約束し、お帰りになりました。

大きな医療機関では、医師が栄養士に慢性腎不全の食事指導をしてくださいと〝丸投げ〟して、栄養士も教科書どおりのことしか指導しないことも残念ながらあるようです。「何も食べられない」と患者さんに思わせてしまっては、精神的に大変なダメージとなりますし、身体的にもやせ細ってしまうリスクがあり、それでは適切な指導とはいえないでしょう。

もちろん、厳しい制限が不可避なケースもあり得ますが、早期のうちに見つけ治療を開始すれば、最初からあれもこれもだめなどと、厳しい指導にはならないはずです。画一的でない、一人ひとりの病状を考慮した指導が望まれます。

ＣＫＤを悪化させないために必要なことは栄養面だけではありません。具体的に列挙すると、次のようになります。

①高血圧と糖尿病患者：血圧と血糖値のｗコントロール
②肥満症：体重コントロール
③生活習慣病の防止：脂質・尿酸値のコントロール
④食事療法：減塩・過度のタンパク摂取などの指導
⑤電解質と水分コントロール
⑥尿毒症物質の除去：クレメジン内服
⑦腎性貧血のコントロール：ＥＳＡ、ＨＩＦ製剤投与
⑧その他
　タンパク尿（＋）・Ｃｒｅ１・３mg／dL以下など腎生検適応→連携病院
　合併症の管理

　このうち薬の投与や、数値を把握するための検査などは医療機関でなければできませんが、生活習慣病のコントロールやそのための食事療法は、患者さんが主体となり取り組む

ことになります。右の一覧でいえば、①②③④⑤が該当します。これらが良好になれば⑥⑦⑧は回避できたり投薬量が少なくできたりします。

ただ、言葉でいうのは簡単ですが、実践するとなると、長年にわたる食生活を変えなければならず、抵抗感もあるものです。ぜひ、家族の理解とフォローも欲しいところです。

コラム IgA腎症の早期発見は尿タンパクをチェック

CKDの原因疾患として、糖尿病性腎症と並び代表的なものが慢性糸球体腎炎です。免疫反応の異常などを原因とし、糸球体が慢性的な炎症を起こす病気の総称で、タンパク尿や血尿が長期間持続するのが特徴です。

慢性糸球体腎炎のなかでも多いのがIgA腎症です。IgAは免疫グロブリン（抗体：immunoglobulin）Aの略で、のど、気管支、腸などの粘膜を外敵から守っている抗体です。このIgAと、粘膜に感染した病原体の一部が結びつき（免疫複合体）血液中に入って腎臓に到達すると糸球体に慢性的な炎症が起こり、組織が破壊されていくのです。
尿タンパク1g以上を放置すると、10年でおよそ30％が慢性腎不全に移行するとされています。早期発見には定期的な尿検査で尿タンパクをチェックすることが大切です。

働き過ぎで、自分を顧みない人に見逃しが

透析患者の7割以上は糖尿病性腎症なので、糖尿病をもっている人がたいへん多いです。また、糖尿病の人は血管が動脈硬化を起こしているため、高血圧も合併している人がほとんどです。

よく知られているとおり、高血圧の主たる要因は塩分の摂り過ぎです。糖尿病についてはいうまでもなく糖質の摂り過ぎ、そしてカロリーオーバーが元凶です。

つまり、透析をしている・いないにかかわらず、ＣＫＤ患者さんは最低限、「糖質の摂

り過ぎ」と「塩分の摂り過ぎ」に気をつけなければいけないのです。

発症前にこれらに気をつけていれば、ＣＫＤになる人を減らすことができるのですが、現実はなかなかそううまくいきません。

というのも、現代人はそもそも過重労働で、自分の体のことは二の次という人がとても多いからです。

体のことを考えていないと、自ずと生活習慣は乱れてしまいます。寝不足で疲れ気味。食事も気を使わないのですぐ食べられて空腹が満たせるパンやおにぎり、うどんといった、炭水化物に偏りがちです。

私が今まで診てきた患者さんで、ＣＫＤがかなり進行した段階で初診に来られた方の大半は、朝から晩まで働いて、寝不足であり、食べ物はコンビニなどですぐ調達できるものですませるので糖質が多い、また健康診断を受ける余裕もなく、受けても結果を見ていないためにクレアチニン値が異常になっても気づかない、といったライフスタイルでした。

どんな生活習慣病にもいえることだと思いますが、仕事優先で自分の体のことをよく知らない、という人ほど、早期発見、早期治療から遠ざかってしまいます。

裏返せば、ＣＫＤにかかっていない健康な人なら年1回、健康診断を受けて自分の状態を知る時間をつくれば、防げる可能性が高いのです。費用面でも負担ゼロ、あるいはわずかな負担で、病気にならずにすむのなら、ＣＫＤにかかったあとの治療費を考えれば比較にならないほど、心身にも経済的にも楽なはずです。

減塩の工夫

ＣＫＤを悪化させないためには、たんぱく質と同じくらい、塩分の摂取にも気を配る必要があります。これについては、ＣＫＤの患者さんはいやというほど病院から言われているはずです。

腎臓機能の低下に伴い、ナトリウムを体外へ排泄する能力が落ちてきます。こうしてナトリウムが体内に蓄積されると、高血圧や心不全のリスクが高くなってしまうのです。

ただ、「分かってはいるけれど、薄味はおいしくない」と、なかなか制限できない人も少なくないのではと思います。

ここでいくつか、減塩の工夫について紹介します。

ハーブやスパイス、酸味で味付けに工夫を

どんなに「食材の味を楽しむ」といっても、薄味＝調味料を使わない、と思い込んでしまうと、調理のバリエーションが減ってしまいます。マンネリになってしまうのも無理はありません。

そこで、活用したいのがハーブやスパイス、薬味です。これらは塩分に頼らずに、味覚にインパクトを与えるので、物足りなさを補ってくれるのです。

「辛いものは塩分が多いと思っていた」という人がよくいますが、唐辛子などの辛味は塩分由来ではありません（ただし市販の合成調味料のなかには、味覚調整のために塩分を添加しているものがあるので、表示ラベルの確認を）。

ハーブやスパイスの、少しぴりりとした風味は舌への刺激となり、脳が「濃い味のものを食べた」と錯覚するようにも思います。

例えばステーキにレモンとハーブ、鶏肉のグリルにわさび、白身魚のムニエルに塩分の入っていないカレー粉を少し、といったようにです。

また、酸味を利かせることも、実は減塩にたいへん役立ちます。

酸味の代表格といえば「酢」。米酢、穀物酢、ワインビネガーなどいろいろな種類の酢があります。野菜の酢のものや酢豚など、酸味を利かせて調理すると、味付けに塩を使わずにすむか、使ってもごく少量ですみます。

酢以外にも、レモンやすだち、かぼすなどの柑橘系の絞り汁も風味が良いものです。

・減塩を助ける調味料
薬味：わさび、しょうが、にんにく、ねぎ、みょうが、からしなど
スパイス：カレー粉（塩分の入っていないもの）、こしょう、唐辛子など
ハーブ：バジル、ローズマリー、ナツメグ、ミント、パセリなど
その他：ビネガー（酢）、レモン汁、出汁（塩分の入っていないもの）

しょうゆスプレーを味方に

最初の一口分を少し濃い味にすると、その味が脳にきざまれ記憶に残りやすいものです。ほかは薄味だとしても物足りなさを感じずにすむというわけです。

その「最初の一口」でメリハリをつけるのに役立つのが「しょうゆスプレー」です。

メーカーや店によって商品名はさまざまだと思いますが、しょうゆを吹きつけることができる小さなボトル容器で、減塩にもなり経済的と、キッチンの便利ツールとして健康志向の高い人などの間で人気のようです。

しょうゆを小皿に取ったとき、どの程度の量かを気にする人はあまりいません。例えばスーパーなどの刺身や寿司のパックについているしょうゆの小袋には、5～10cc程度入っています。

それに対し、しょうゆスプレーでひと吹きした量はだいたい0・1ccです。たった0・1ccで味なんて分かるの?と疑う人もいると思いますが、実際にやってみると意外としっかり味がついています。長い目で見ればかなりの減塩になるのです。

調味料を減らすコツは「かける」より「つける」

どの食材でもそうですが、調味料を上からかけると、使う量は自ずと増えてしまいます。かけるよりは「つける」ほうがだんぜん、量は減らせます。

例えば、海鮮丼があったとして、上からしょうゆをぐるりと具全体にかけてしまうと、結局、下のご飯にまで染み込んでしまい、食べ終わる頃にどんぶりの底にしょうゆがたまっていた、ということがあると思います。そうせずに、一切れずつ、食べるたびにしょうゆをつければ、かけるよりは余分なしょうゆを使わずにすみます。

ただ、もっと少量でも満足感を味わいやすい方法があります。それが「まぶす」です。これは魚よりも、おひたしなどの野菜料理のほうがしっくりくるかもしれません。例えば茹でた野菜など淡泊な食材の場合、少量の調味料でできるだけ満足感を得るには、ボウルに野菜を入れてから調味料をかけ、野菜をよく混ぜるようにするのです。そうすることで、調味料が全体にいきわたりやすくなります。

「トッピング」もおすすめです。ごまや七味、ゆずなどを散らすと、最初の一口で豊かな風味が得られます。

少ない調味料でもできるだけ満足感が得られる工夫をいくつか述べてきましたが、最も重要なポイントは、「しっかり味わうこと」だと思います。

せっかく工夫しても、なんとなく食べてしまった、では効果を感じにくいと思うのです。どうせ薄味だから、おいしくないから、と決めつけてしまっては食事自体も楽しくなりません。最初は物足らなくても、「味わう」ことを心掛ければ次第に、制限のある味付けでもおいしさを発見できて、楽しみが増えていくと思います。

薄味＝味気ない、ではなく、薄味だからこそさまざまな風味づけを楽しめる、あるいは食材そのものの味を楽しむ（173ページ）、と、考え方を切り替えることができたら、食生活が今までよりも楽しくなるのではと思います。

旨味を上手に利用する

味覚には「甘味」「苦味」「酸味」「塩味」などさまざまなものがありますが、意外と意識されていない、基本の味覚があります。

それが「旨味」です。

日本の食卓では、昆布や鰹節、干し椎茸といった、いわゆる出汁の旨味が身近だと思います。それぞれ、何を出汁に使うかによって風味は変わり、使う料理の味も大きく左右されます。おいしい出汁が取れれば煮物も、汁物も、一味違う一品になるはずです。

しかし、私たちは普段の食事で出汁だけを飲む、という機会はめったにありません。たいていそこに塩やしょうゆ、味噌が入り、すまし汁だったり味噌汁だったりといった一品になるという認識です。

実際、出汁だけを飲んでも「確かにおいしいとは思うけれど、これだけを食事として摂るのでは物足らない」という人がほとんどでは、とも思います。

しかし、考えようによっては、そう思うこと自体が「濃い味に慣らされている」結果かもしれません。

出汁だけで味付けするのは無理があっても、例えばしょうゆを出汁で割る「出汁割しょうゆ」にするのはいかがでしょうか。これで塩分を低く抑えることは可能です。

昆布や鰹節などの自然の食材からとった出汁を、しょうゆに適量加えるだけなので簡単につくれます。市販の顆粒だしやだしパックのなかには、化学調味料として塩分が含まれていることも多いので、できるだけ自然の食材を使うか、商品パッケージを確認して塩分の含まれていないものを選ぶとよいでしょう。

最初のうちは、いつもより薄味で物足らないと思うかもしれませんが、旨味が味わいをカバーするので、それほど味気なさを感じずにすむと思いますし、続けるほどに、出汁の旨味がおいしく感じられるようになってきて、しょうゆの量が減ることも期待できます。そうすれば減塩効果も大きくなります。

舌を薄味に慣れさせることが、無理のない減塩のポイントですが、出汁割しょうゆはその有効な方法としておすすめです。

香ばしさとコクで味わいを深める

味覚には分類されないものの、おいしいと感じるときに陰の立役者になることが多いのが「香ばしさ」です。食材をさっと炙ったり焼いたりしたときにできる、うっすらした焦げなどは食欲をそそります。カリッとした食感も含め、食事の満足感を上げてくれます。また、煮物などではほどよい油分で「コク」が出ていれば、塩味が薄いとしてもおいしく食べられるものです。

油分は摂り過ぎるとカロリーオーバーが心配ですが、上手に利用して塩味に頼らないおいしさを出すことは十分に可能です。

食材そのものを味わう

新鮮な魚や野菜などは、その食材自体がおいしいので、濃い味付けにしてしまうのはもったいないと思います。旬のものや鮮度の高いものを使うなど、良い食材選びも、減塩につながります。

例えば肉と一口にいっても、鶏肉には鶏肉の、豚肉には豚肉のそれぞれ違った味わいがあります。お刺身にも同じことがいえます。

よく、美食家は刺身にほんの少ししか塩やしょうゆをつけない、といいますが、確かに魚本来の味をよく知っていて、それを味わいたいからこそ、そのような食べ方になるのだろうな、と思いますし、実際、しょうゆをべったりつけてしまうよりもおいしそうです。しかも塩分は控え目なので、腎臓にとっても優しい食べ方といえます。

一方、煮込み料理は、野菜や魚、肉といった食材そのものから旨味が出ます。その味わいを楽しめるようになれば、塩やしょうゆといった調味料が少なくてもおいしく食べられるようになります。

そうしたことが無理なくできるようになれば、薄味でも十分においしく、食事が楽しめるのではないかと思うのです。

なお、おいしいかそうでないかは、温度も大いに左右すると思います。

例えば、しゅうまいや天ぷらは冷えてから食べたのでは風味もないうえに、衣などが硬くなって食感も悪くなってしまいます。一方、冷奴やそうめんなどは、冷えていないとおいしく感じられません。

減塩目的でなくても、熱いものは熱く、冷たいものは冷たくして食べる、というのがおいしい食事の基本だと思います。これを守るようにするだけでも、余計な調味料を使わずに、食材本来の味をよく味わうことができるのです。

「塩辛くない」高塩分食品に注意

自分は塩辛いものを食べないようにしているから、塩分は摂っていないはず、と思っている人、「舌で感じていない塩分」があるのをご存じでしょうか。

一般的に、加工品は高塩分のものが多い、と覚えておくとよいです。甘めのもの、例えばみりん干しや煮豆といったものにも、保存性の向上だけでなく、その甘さを引き立たせる隠し味として、塩が加えられていることが多々あります。

家族の方も一緒に、日頃のメニューを一度、見直してみることをおすすめします。

なお、「塩味控えめ」、「うす塩味」といった表示が食品のパッケージにあっても、塩分が少ないとは限りません。これらは味の表現に過ぎないからです。

また、スーパーなどには「塩分50%カット」といった、減塩された塩も並んでいますが、これらのほとんどはナトリウムの代わりに塩化カリウムが使われているので、透析患者さんは注意が必要です。

コラム 日本高血圧学会「減塩食品リスト」も参考に！

日本高血圧学会では、各食品メーカーからの申請に基づき、製品パッケージなどに記載されている食塩相当量、減塩率などを一覧にしたリストをインターネット上に公開しています。

調味料だけでなく、漬物や魚介加工品（練り製品など）、即席めん、米菓なども含まれています。家庭で減塩に取り組む際の参考にするとよいでしょう。ただし減塩製品も、たくさん食べてしまっては減塩にはなりません。

リン制限の工夫――吸収されやすいリン、されにくいリン

ＣＫＤ患者さんの場合、重症度が進むとリンの制限も求められるようになってきます。リンはタンパク質に多く含まれますので、タンパク質を摂らないようにすればリンも自ずと制限できる、という考え方が一般的になっています。

しかし、やみくもにタンパク質を減らしてしまうと、体に必要とされる分まで不足してしまいます。例えば筋肉をつくるにはタンパク質が不可欠ですし、内臓や血管などの臓器、組織にもタンパク質は欠かせません。

そもそも、私たちの体を構成している細胞はアミノ酸からできています。これはタンパク質が分解された結果できる最小単位の物質です。

タンパク質を極端に減らしてしまうことは、命をも左右しかねないのです。

そこで覚えておきたいのが、リンの吸収率です。

リンを含む食べ物を口にしても、そこに含まれているリンをすべて体にとり込んでしまうわけではありません。体への吸収率が高いリンと、そうでもないリンがあるのです。前者を無機リン、後者を有機リンといいます。

図20　リンの種類と体内への吸収率

		吸収率
有機リン（たんぱく質と結合）	植物性食品（豆類）	20 〜 40％
	動物性食品（魚介類・肉類・卵類・乳類）	40 〜 60％
無機リン	食品添加物	90％以上

出典：MediPres透析サイトより

吸収率の高い無機リンは、主に加工食品に含まれています。例えばインスタント食品、菓子、練り製品、ハムやソーセージなどです。これらに含まれるリンは90％以上、吸収されることが分かっています。

一方、吸収率が高くない有機リンは、肉や魚などの動物性タンパク質および、大豆などの植物性タンパク質が多い食材に含まれています。動物性の食品に含まれるリンの吸収率は40～60％、植物性の食品に含まれるリンの吸収率は20～40％程度です。

患者さんのなかには、「豆腐もリンが含まれているからいけないの？」と気にする人がいます。豆腐は比較的カロリーが低いので、糖尿病の人がご飯を制限する代わりに豆腐を食べている、ということも多く、そのような人がリンを控えるように、と言われて、食べるものがなくなってしまう、と困惑してしまうことも多いようです。

しかし、そこまで気にする必要はない、と私は考えます。植物性タンパク質を主とする豆腐に含まれるリンは、動物性食品と比べても吸収率が低いからです。

豆腐100gのリン含有量は、絹ごしか木綿かによっても違いますが、だいたい100㎎前後です。水分が多い分重量があるため、リンの量も多く思われがちですが、100gあたりで比べれば、例えば豚肉（ロース肉　180㎎程度）やまぐろ（赤身　270㎎）などと比べ多いわけではありません。ましてリンの吸収率は3割前後ですから、豆腐だけを悪者にして避けるのはおかしいことになってしまいます。

リンを気にするなら、まずは無機リンが多い加工品をできるだけ減らすことを基本に、1日の摂取量の範囲で調整するのが、体づくりのためにも大切と考えます。

なお、リンを吸着し排出を促す薬はクレメジンで血液透析・腹膜透析患者にも処方されます。

カリウム制限の工夫

腎機能が低下すると、カリウムの排泄能力も落ちてしまい、血液中のカリウム濃度が高まる「高カリウム血症」になる恐れがあります。カリウムは本来、体にとって不可欠なミネラルですが、過剰になると手足がしびれたり、不整脈を起こしやすくなったり、重症になると心臓停止に至るリスクも高くなってしまいます。そこで、CKD患者さんは重症度により、1日1500～2000mg以内のカリウムの制限が必要になります。

正直なところ、楽に制限できる「裏技」のような方法はなく、カリウムを多く含む食品をできるだけ避けることや、カリウムは水に溶けるので、茹でる、水にさらすなどの調理の工夫が基本となります。しかし食事は毎日のことですので、地道に行うことで腎臓への負担を減らすことができ、透析を遅らせることにつながります。また、リンと同様、カリウムを吸着する薬がありますので、重症度によりこうした薬も併用します。

カリウムが多い食品の一例

果物：バナナ、グレープフルーツ、夏みかん、メロンなど。100％果汁ジュースも

野菜・いも類：かぼちゃ、なす、にら、キャベツ、白菜、切り干し大根など。いも類は

全般的に多く、特にサトイモに多く含まれる

海藻類：ひじき、昆布など

その他：牛乳、豆乳、納豆、刺身など

調理の工夫

・よく洗う、水にさらす

・細かく切る（断面が多いほど、カリウムの流出が多くなるため）

・茹でる

・下茹でしてから加熱する（炒める、揚げる、煮込む）

・電子レンジで加熱したら水にさらす

CKDでは尿量確保が大事

CKD患者さんの水分管理は、腎機能によって異なります。

健康な人の腎臓では、糸球体で尿毒素の濾過を行い、尿細管で水分の再吸収をし、尿をつくっています。ＣＫＤでも、軽症の段階で腎機能（尿を濃縮する能力）が良好であれば、腎臓が調整をしてくれているので、水分量を制限する必要はありません。

しかし腎機能が低下してくると、尿毒素を濃縮して排泄することが困難になるため、排泄を促すためには、摂取水分量を多くして、尿量を増量することが必要になってきます。塩分をしっかり制限して、むくみがないことが前提ですが、十分な尿量があれば腎臓への負担を減らせると考えられています。

一日の水分摂取量の目安は１・５～３Ｌ。多過ぎても、腎臓に負担が掛かります。尿量は１日２０００mL以上、できれば１日２５００mL程度あることが腎臓によいとされています。とはいえ、家庭で日々の尿量を測定することはなかなか困難な場合もあると思いますので、毎日体重測定を行い、減少していれば意識的に水分を摂り、増加している場合は、塩分を控えるようにすることをおすすめします。

特に汗をかく夏は、水分を十分に摂るよう心掛けましょう。

なお、さらに重症度が進むと、摂取した水分量の排泄ができずに体内に貯留することもあり、このような場合は水分制限が必要となります。

コラム 水分を摂り過ぎると、心臓が「伸びきったゴム」に

CKD患者さんでは、尿量の確保のため水分を十分に摂ることが大切ですが、重症度が進むと、むくみや血圧、心臓の状態により水分制限が必要になってきます。そして透析導入後は、心不全を起こさないためにも水分制限には必ず取り組まなければなりません。

しかし、なぜ水をたくさん摂ってはならないのか、いまひとつピンときていない人も多いようです。

透析治療を受けていて、尿の確保が困難となってきた患者さんにとって、注意すべき合併症の一つに心不全があります。心臓が動かなくなってしまうわけですから、命に関わります。

なぜ心不全のリスクを抱えるかといえば、余分な水分が体にたまる＝血液がたくさんの水分を含むので量が増えるということですから、それを全身に巡らせるようポンプの役割を果たしている心臓に負担が掛かります。その結果、働きが低下して心不全

を起こしてしまうのです。

　まして、水を飲み過ぎてしまうと、ますます体内の水分量が増えますから、心臓に負担が掛かってしまいます。大量の血液を迎え入れ、押し出すために、心臓の筋肉である心筋が疲弊してしまいます。例えるならズボンのゴムが伸びきってしまうようなもので、縮む力がなくなってしまうのです。それで心胸比も大きくなってしまうというわけです。

　ですから、できるだけ長く心臓の機能を保つには、余分な水分を摂らないことが大切です。そして、水分を摂らないようにするために、塩分をできるだけ控えることが求められる、というわけです。

「だめじゃないの」をやめてみる――家族によるメンタルケアのヒント

ＣＫＤ患者さんのほとんどは、食事の自己管理が不得手な傾向があります。

「塩辛いものが大好きで、やめられない」

「家族に内緒で、コンビニ弁当を買ってきてしまう」

そこで、家族の方におたずねしたいのですが、「だめじゃないの」が口ぐせになっていたりしないでしょうか。

ＣＫＤ患者さんがつい塩辛いものを食べ過ぎてしまった、そんなときに条件反射的に「だめじゃないの」と言ってしまう……思い当たる人もいるかもしれません。

そしてたいていの場合「しっかりして」なり「気をつけて」なり、なにかしら命令口調になりやすいものです。

家族の方は、自分も苦労してメニューや調理の工夫をしているのに……という思いが強いからか、きっちり制限できて当たり前、できなかったときにここぞと責めてしまいがちになってしまうように思います。

「だめじゃないの」という代わりに、建設的な解決策の提案をするというのはどうでしょうか。衝動にまかせて食べ過ぎてしまうのでしたら、例えば1日のなかで昼には好きなものを食べてもよい、でも量はあらかじめ話し合って、決めておきましょう、というふうにもっていければしめたものだと思います。少なくとも「だめじゃないの」よりは、よほど現実的であり、本人への当たりも柔らかい言葉だと思います。

「だめじゃないの」は一例ではありますが、人は人を変えられない、とわりきって、責めたり強制したりする言葉を使わないようにすることが、メンタルケアの基本と考えます。まずは「だめじゃないの」を言わないようにしよう、別の言い方にしよう、と心掛けるだけでも、家庭の雰囲気が変わってくるのではないか、と私は思います。

本章のまとめに代えて――軽症のうちから取り組むことの大切さ

ＣＫＤ患者さんで透析に至っていない人は、いかに透析を遅らせるか、あるいは回避できるかが治療目標であることはすでにお話ししたとおりです。食事や運動の工夫、家族の方のケアは透析患者さんにも当てはまることですが、ＣＫＤ患者さんで透析に至っていない人にも当てはまります。

しかし、一方で、はき違えて欲しくないのが、「なにがなんでも透析しない」とばかりに、透析回避に固執すると、心身状態が極端に悪く透析が必要な状態になってもなお、食事療法で頑張る方向にいってしまいかねないということです。これでは、患者さんのためにはなりません。

私は、医学的にはクレアチニンなどの毒性物質は早く抜いたほうがいい、そして栄養を十分に摂ったほうがいいという考え方です。もちろん、透析は回避できるならそうしたいですが、体の中を巡る血液は、できるだけきれいなほうがいいのもまた真なり。ですから毒性物質が患者さんの体をむしばんで、苦しんでいるのに、透析を遅らせましょう、しないですませましょう、の1点で患者さんに無理をさせようとは思いません。

タイミングをみて、この患者さんは今まで治療を頑張ってはきたけれど、この身体状態であれば透析を導入するほうが、血液がきれいになり、楽になれる、と判断すれば、迷わず透析をすすめます。

医療機関のなかには、体格にもよりますが、クレアチニンが10mg／dLを超えても頑張って透析をしないで済むようにしましょうという方針のところもあるようです。しかし本来それは、クレアチニン1・5～3mg／dLくらいまでの時期だと思うのです。

その時点で、いかに悪くならないように治療するかが大事であり、5mg／dL以上になってから必死に食事療法をしても遅い、というのが私の考えではありますが、できることは続けていきましょう。

しかし、その時期になると糸球体の数が相当減っているので、その〝少ない戦力〟にどんなにムチを打っても頑張れないのです。患者さんがつらい思いをしても、それだけのメリットが得られないことも多いと思います。

こういう治療方針で治療を受けた患者さんは、むしろ透析前のほうがつらくて、透析を始めたら「楽になった」といって活動度が上がる人も少なくありません。

私は、腎機能や合併症リスクも併せて考慮したうえで「楽に生きられるか」を基準に、透析導入を判断するという方針です。

重症度が低いＣＫＤなら、食事療法を頑張って透析をできるだけ遅らせる、という方針でいいと思います。実際に、軽症のうちなら楽に取り組めます。

患者さん側も、ぜひそのことをより真剣に考えてほしいのです。重症になってから「なにがなんでも透析をしたくない」「透析は人生の終わり」といわんばかりに、食事療法を受けても遅い、という認識をもってほしいのです。やはり軽症のうちから取り組むことが、その後長きにわたり楽に生きられる道へとつながります。

第6章

透析患者も目指せる「生涯現役」

――社会参加しやすくなる環境づくりを――

持続可能な生涯現役社会を目指して

働くことは、人生のモチベーションを高めると私は考えます。良い人生を過ごせることは、社会参加と、経済的にも不安のない生活基盤があること、というのが私の考えで、そのサポートを、いつも全力で行っています。

世界有数の少子高齢化社会であるわが国において、労働生産人口の減少は喫緊の社会課題でもあります。治療をしながらでも働き続けられる透析患者さんはたくさんいます。

また、急速に導入が進んだテレワーク（在宅や、居住地近くのサテライトオフィスなど、会社以外で勤務すること）をはじめ、働き方そのものが、8時間勤務で同じ場所に集合して行うようなスタイルから多様化していることも、透析患者さんの就労には追い風と感じています。

私の「透析を行いながら働き続けられる社会をつくりたい」という思いは、日頃の診療でも少しずつ、形になってきています。

2021年2月現在、当院で施設血液透析を受けている方のなかで、10人中8人が就労しています。被雇用者だけでなく、現役の経営者として業績を伸ばし続けている方、役員をされている方もいます。また、一時的に休職したものの、その後復職して勤務を続けている方もいます。

しかし日本社会全体を俯瞰すると、現実ではまだまだであり、透析患者さんが社会で活躍できる場を整える余地は大きいと考えます。

今まで私が接してきた透析患者さんで、就労できるにもかかわらず残念ながら就労を断念した人からは、仕事を続ける自信の喪失や職場に迷惑を掛けることへの抵抗感という声がありました。

その理由の1つには、腎臓機能の障害は一見すると分かりにくく、身体障害など、比較的見て分かる障害に比べ、配慮されにくいということがあります。

それに付随して、雇用者側に、腎臓機能の障害とはどんな障害か、透析はどういったものでなんのために行われるのか、といった基本的な知識が不十分である、ということもあります。その理由の1つに、透析患者が自身の病気について知識を得たり、相談したりできる場が不足しているということもあると考えられます。

厚生労働省はここ10年ほど、雇用の機会均等や障害者でも働きやすい環境づくりに取り組んでおり、障害者雇用促進法では、従業員が100人以上で2・2%は障害者でなくてはならないと定められています。

また、常時雇用している労働者数が100人を超える事業主で、法定雇用率を超えて障害者を雇用している場合は、その超えて雇用している障害者数に応じて1人につき月額2万7000円の障害者雇用調整金が支給されるなどの、助成金の制度もあります。

そして2019年、国が「働き方改革」を打ち出し、大企業から順次関連法が施行されていることは、ニュースなどで見聞きしている人も多いと思います。

改革の大きな柱として、「処遇の改善」「制約の見直し」「キャリア構築」などがあり、雇用形態の多様化や、病気・障害があっても働ける機会の創出などが推進されています。働き方改革は、未来の社会を変える要素が網羅されているといっても過言ではありません。

この流れは透析患者さんにとっても追い風になると期待をもっています。透析をしていても働き続けることができ、キャリアも積める、それは私の長年描いてきた理想の姿でもあります。現実に、民間企業でも少しずつ、透析患者も含めた障害者雇用への意識が高まっているのを肌で感じています。

しかし、今の段階ではまだ、具体的な働き方やその環境設定において、透析患者さんと雇用者側の認識の違いや、それによる雇用のミスマッチなどが生じており、今後解決すべき課題であるといえます。

どんなに法律や制度が整備されたとしても、実効性がない、つまり透析患者が働く場がないのでは、ただ声を上げているだけになってしまいます。自立や生きるモチベーションを支える社会をより成熟させていくことが今後の課題と考えます。

透析患者の就労をはばむものは何か

「透析患者さんと雇用者側の認識の違い」や「それによる雇用のミスマッチ」とは、簡単にいえば、透析患者がしたい、あるいはできると思っている仕事内容や働き方と、雇用者が期待するそれらとの間にずれが生じているということです。

例えば、腹膜透析の患者さんは勤務時間中に2～3回、透析バッグを交換する必要がありますので、営業で終日、外回りをする仕事よりも、内勤のほうが働きやすいといえます。施設血液透析の患者さんは、医療機関へ行く日は決まった時間に会社を出なければならないことを雇用者が理解していればよいのですが、そうではなく急な残業が発生しやすい部署では働きにくくなってしまいます。

体調についても同じです。透析前後に調子を崩しやすくなりますが、それを「しょっちゅう具合が悪そうで仕事を頼めない」とか「気合が足りない」などと思われてしまっては、お互いに気持ちよく仕事ができません。

これは雇用者の理解不足であるとか雇用者に思いやりがない、などと一方的に雇用者の問題といいたいわけではありません。透析患者さんのほうも、自身の病気のことを雇用者にきちんと話していなかったり、そもそも自身も病気のことを十分分かっていなかったりして、雇用者と意思疎通が十分にできておらず、働き続けることの妨げになってしまっているのではないか、と考えます。

その結果、雇用のミスマッチも生じやすくなります。内勤のほうが働きやすいのに外回りになったり、時間が不規則な仕事で施設血液透析が受けにくかったり、など、〝適材適所〟がかなわないと、企業にとっても透析患者さんにとってもメリットが得られません。

それぞれの問題をまとめてみました。

・透析患者側の問題

表現として難しいところではありますが、簡潔にいうと「病気に甘えてしまう」という気持ちが少なからずあるのではないかと思うのです。

誤解を招く言い方かもしれませんが、これは私自身を振り返っても思いますし、またほかの透析者を見ても思ったことでもあります。

体調の本当のところは本人しか分かりませんが、私が常々心していたのは、「無理せず、甘えず」という言葉です。

人間、健康な人でも完璧に生活することはできません。透析者であればなおのこと、心身両面での不調・不安があります。

それでも自分をある程度律する気持ちをもとうという心構えは仕事に関してだけではなく、透析をしながら自分らしく充実した生活を送るためにも必要なことではないかと強く思うのです。

図21　透析者ならではの問題点

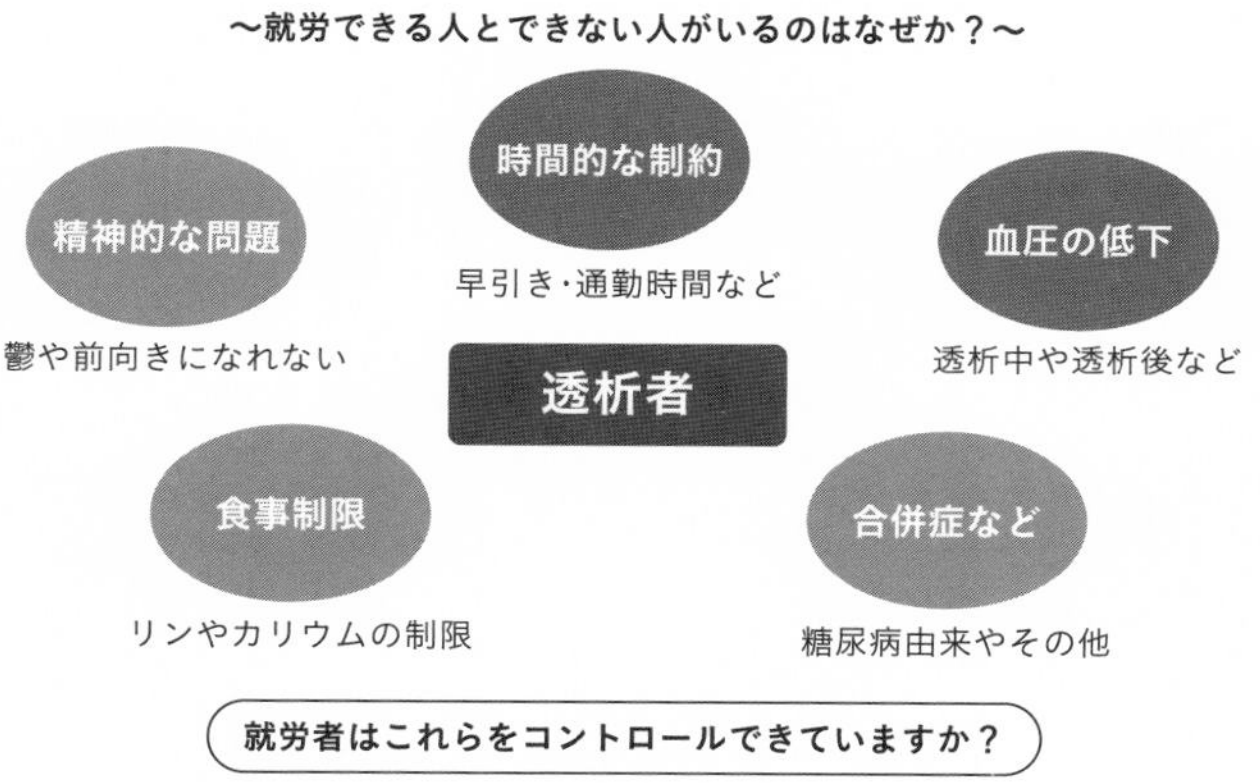

・雇用者側の問題

透析患者が腎臓機能を悪くしていて、週3回程度の透析が必要、というざっくりしたところは分かっている雇用者は多いと思います。しかし、腎臓機能が悪いと日常生活や働き方にどう影響するのかや、透析前後に体調が悪くなることがある、また、透析日をずらしたり、なくしたりすることは命にも関わるなど、医師の立場からすると最低限は知っておいてほしいことがまだまだ伝わっていないのではないか、とこれまでの経験から実感しています。

「病気のことはあまりよく分からないけれど、とにかく大変らしい」くらいの認識でいては、日々の仕事のうえで透析患者に現れるちょっとした体調の変化に対し、適切な見方や判断がしにくくなってしまうことを懸念しています。

例えば、透析患者が体調不良で急にお休みをしたとします。急病は健康な人にもあり得ることですが、雇用者は「透析患者だから、体が弱いのでは」、とバイアスをかけてしまいがちです。そうすると「明日は大丈夫なのか」「安定して働けるのか」と次から次へと不安要素が出てきて、悪いほうへ悪いほうへと考えてしまいやすく、「透析患者は雇用しにくい」という概念が形成されてしまいがちです。

しかし、例えばその体調不良が、透析翌日に起こったのであれば、透析日にいつもより多くの水分をひいたことによる一時的なものである可能性が高いですし、雇用者がこうした事情を把握していれば、「では透析翌日は少し遅めの出社にしようか」とか「朝一番からハードワークにならないように」といった、前向きな具体策が出てきやすくなります。

一方、透析患者さんも、「いつもあることではない。この間はちょっと水分を摂り過ぎたので、透析でしんどい思いをした」などといったように、雇用者に事情を話すことができれば、「ではもう少し様子を見よう」「自分も水分摂取に気をつけます」と、双方から対策が出て、折り合いがつきやすくなるというものです。

しかし、ここまでの対応を可能にするには、雇用者が透析で何をするか、透析により体にどんな変化が起こり得るかを勉強し、知っておかねばなりません。これは、就労者が透析患者になった場合も同様です。自身の透析の知識がないがために、働きやすい環境を整えにくい、という現状が浮かび上がってきます。

昨今は、フレックス制度の導入など時間管理がフレキシブルになってきていますが、遅れて出社することに対して、周りの社員から始業時間になっても来ないと冷たい目で見られ、苦痛だったというケースも耳に入ってきています。

透析患者が行うべきこと

こうした状況を解決するには、双方の努力と相互理解が不可欠と考えます。透析者はまず、十分な透析および日常生活での自己管理をして、体調を整えることが重要です。合併症のコントロールが良好になれば、急なお休みや早退の心配を減らせるので、安定した業務遂行が可能ですし、雇用者も安心して仕事を任せられます。

就労者に限りませんが、透析患者さんが快適に日常生活を送るために、これだけはしっかりしましょうね、とお話ししている事柄があります。

これだけはしっかりしよう「自己管理の4カ条」

1．食事（①水分と塩分　②カリウム　③たんぱく質とリンを踏まえた献立の工夫）

2．服薬

3．ドライウェイト（高血圧、心不全の防止のための体重の管理）

4．定期的な検査（血液検査、胸部のレントゲン検査、その他の検査〈心電図・心エコー、骨塩量測定、腹部超音波、ＣＴ検査など〉）

年齢的なものや、健康状態によっては就労が難しい人もいますが、それでもなんらかの形で社会参加をしていくことは、生きる張り合いになります。

そうした人にもこの4カ条を意識し実践することは重要です。就労に限らず、地域活動・ボランティアでも、社会となんらかの関わりをもって、自分が「役に立っている」と実感できることは生きる励みになり、心身を健やかな状態へ導きます。

これは、透析患者さんだけではなく、健康な人も含め誰にでもいえることです。

企業への提言

一方、企業はまず、透析の原疾患について、もっと知ってほしいとの思いがあります。

私が実際に経験した例をお話しします。

30代の男性Bさんは、多発性嚢胞腎のため5年ほど前から透析を受けています。この疾患は、文字が表すように腎臓に嚢胞がたくさんできて腫れたようになってしまうので、お腹が張るのが大きな特徴の1つです。そのためにお腹に力が入りにくく、重いものを持ち上げるなどの力仕事がしにくいのです。

しかし、Bさんはもともとがっしりした体格で、はためには力仕事が向かないようには見えません。職場でも体が大きいからと倉庫で荷物を出し入れする物流系の仕事を任されました。Bさんもせっかく雇ってもらっているのだから、としばらくは頑張っていましたが、やはり体に無理がかかり、受診時に体調不良を頻繁に訴えるようになりました。

私はBさんから仕事内容を聞き、変えてもらうほうがよいと判断。すぐ雇用主である社長に電話し、多発性嚢胞腎がどのような病気かをいちから説明させていただいたのです。

それを聞いた社長は驚いた様子で「知りませんでした」とおっしゃいました。Bさん自身は5年前から施設血液透析に通っており、診察時の受け答えなどから、本人は病気のことをよく勉強していて、理解している様子がうかがえました。その勉強熱心なBさんですら、社長に自分の病気のことを十分に説明していなかったのです。

社長はすぐに、対策をとってくれました。力仕事が必要な物流系の仕事から、デスクワーク中心の事務職へと配置換えをしてくれたのです。そのおかげでBさんは体調もよくなり、今も元気にこの会社で働いています。

このケースのほか、患者さんの就労に関して、私が雇用者に〝直談判〟することは何度かありました。

Bさんのケースのような体力勝負の仕事のほか、外回りや残業が多い仕事は、透析技術が進歩して、体調管理がしやすくなっているとはいえ、健康な人と比べれば負荷が大きいと考えます。

また、健康な人よりも風邪などの感染症にもかかりやすいため、衛生面にも配慮してほしいことや、体を冷やさないよう、比較的温暖な職場環境が適しているともいえます。

透析患者さんにとって通勤電車は大変ですから、時間の調整ができるようになればなおよいと思っています。

また、透析を続けていると、慢性的な体調不良などからうつ状態になってしまうことも多々あります。メンタル面のフォローやサポート体制があればなおよいかと思われます。

私は社長や人事、所属部署の統括責任者など、できるだけ仕事上で影響力のある人に話すようにしています。と同時に、直属の上長など、実務において近しい人、透析患者さんの業務の様子を見ている人にも、病気のことを理解してもらえるよう働きかけるようにしています。

本人が直接、行動を起こせるのが理想ですが、そうすることで会社のなかでの立場が悪くなるのではないか、処遇が悪くなったらどうしよう、という不安は常につきまとうものです。雇ってもらっているだけでもありがたい、とがまんしてしまう人も多いのです。

障害者が働きやすい環境づくりは、日本においてこれから進むであろうものの、現時点ではまだ道半ばの段階だと思っています。繰り返しになりますが、透析や原疾患の知識を得る機会は、一般の方にはほとんどありません。医療機関としては、配置や人事に過剰に干渉する立場にはありませんが、患者さんが無理なく働けるよう意見はできますので、就労先に病状をきちんと伝え理解を促す働きかけがもっとあってもよいと思っています。

ただし、透析患者だからといって、やみくもに甘やかす、とか優遇する、ということがいいたいのでは決してありません。彼らにとって、透析時間が取れないことや、合併症にかかることは命に直結します。そうした命に関わる部分を、手厚く考えてほしいということです。

原疾患だけでなく、透析で何をするのかも雇用者にはもっと知ってほしいと思っています。例えば腹膜透析の場合は、会社の休憩時間などを利用して1日に数回は透析液のバッグを交換するため、その場所と時間が必要になりますが、それが周知されていないと、透析患者さんは肩身の狭い思いをしてしまいます。

また、血液透析も決まった曜日、時間に施設へ行かなければならないので、残業ができず、早退が必要になるケースもありますが、理解がないと残業させようとしたり、もう帰るのか、などと嫌味を言われることもあり得ます。それでなくても、周囲が残業しているなか、自分だけ早く帰ることが後ろめたく、ストレスになってしまいます。

裏を返せば、時間的な配慮が受けられれば透析者はずいぶん、働きやすくなるということです。業種や職種によりますが、血液透析であれば早番と遅番を設けてシフト制にし、透析日は早く帰れるようにするとか、医療スタッフ常駐のヘルスケアルームを設け、体調が悪くなったときに休めたり、腹膜透析の透析液バッグを交換できたり、健康管理のアドバイスが受けられたりするなどがあれば、透析患者も安心して働けるといえます。

昨今は在宅勤務も浸透してきました。時間や場所の融通が利くようになればより働きやすくなると期待をもっています。

医療機関にも課題が多い

透析治療を受けながら働く人が増えており、今後それがますます「当たり前」となるであろうことに最も目が向いていないのは、医療機関かもしれない、と思うことがあります。

というのも、私が知る限り、多くの患者さんから「急に透析の告知をされて頭が真っ白になった」との声を聞いているからです。

特に働いている人にとって、急な告知は大変なストレスとなり、その後の働き方を含め人生設計が大きく狂う原因となります。

「そろそろ透析が必要です」と医師に言われたときに、それが1年後のことでしたら心の準備もでき、余裕をもって施設選びや、仕事との両立も検討できると思いますが、導入までに3カ月程度しか猶予がなかったりすると、透析の導入そのものに対しても非常にショックを受けるだけでなく、その後の準備期間があまりに足りないので、やむを得ず休職したり、退職に追い込まれる事態が生じてしまうのです。

納得がいかず次から次へと受診してまわるドクターショッピングに走り、心身ともに消耗してしまうケースも見受けられます。

CKDの進行を客観的な数値や画像で説明し、今、どのくらい腎機能が低下しているのか、腎臓がどんな状態にあるのか、患者さんに理解をしてもらうことが医師の責任だと思います。

例えば、CKDが進行すれば、腎臓は萎縮して小さくなりますし、血流も悪くなります。それは体への負担が少なく、すぐにできるエコー（超音波）検査の画像でもある程度分かります。検査数値も、クレアチニン値が上昇したらきちんと示して、進行していることを納得してもらわないといけません。いよいよ透析導入、という段階になってから数値を見せられても、患者さんには深刻さが伝わりません。

多くの医療機関はそうならないように努めているとは思いますが、「受診者数が多いと5分診療」などと茶化されるように、じっくりと患者さんに向き合い、納得するまで話しをする余裕がないところが多いのもまた現実です。

医師も患者さんも、「透析」の話をもち出したくない、聞きたくない、といった心理もあるかもしれません。透析という言葉にはまだまだネガティブなイメージがつきまとい、あまり早いうちから話題にしたくないという気持ちも分からなくはありません。

しかし、透析をできるだけ遅らせたい、できれば避けたい、と思うのであればむしろ、私は軽症のうちから、どういう状態になったら透析を導入する必要があるのかを、はっきり伝えるべきと考えます。そうすれば、軽症の患者さんなら回避する策がとれる可能性がありますし、中等度の患者さんは、あとどのくらいで透析を導入する可能性があるのか、先の見通しが立ちやすくなります。導入の可能性が濃厚ならば、透析方法を選んだり、施設を選んだりなど、患者さんが主体となり準備をする余裕ができます。

これが、「来月、透析を始めます」と突然告げられるのでは、患者さんは焦り混乱するばかりで、現実を受け入れることすら難しいのは当然だと思います。

医師からすれば、もしかしたら「もう何年もCKDの治療で通ってきているんだから、いずれこうなることは前々から分かっていたはず」との言い分があるかもしれませんが、患者さんからすれば、その「いずれ」はもっと先だと思っていた、まだ自分は頑張れると思っていた、だって自覚症状はそんなにないし……と、反論は山ほど出てきます。医師と患者さんとで共通認識がないと、結局「一方的に透析と言われた」となってしまい、透析治療そのもののイメージも、ますます悪くなってしまいます。

伝わらなければ、伝えていないのと同じです。医療機関は「いや、ずいぶん前から話していた。分かっていると思っていた」との言い分もあるかもしれません。しかし、患者さんの理解度は人によりまちまちで、なかには神経質と思うほど細かく病状を聞いてくる人もいる一方、柳に風、のれんに腕押しの人も確かにいます。

ただ、第一線で働いている人ほど、責任感が強く健康リテラシーも高い傾向にありますので、「透析の告知が急だった」との声が出てくるのは問題だと思います。

やはり日頃から数値を見せることは病状の理解を促す1つのカギになると考えます。急に数値を見せられて透析を告げられ「えっ、自分はそんなに悪かったの⁉」と驚いた患者さんのケースもあります。そこに加えて食事が悪かった、生活習慣が良くなかった、と言われても、こんなぎりぎりの時期に何をいまさら……となってしまいます。

透析導入に関しても、一人ひとりの体の状態を見て、透析治療を受けながらどんな生活をしたいかを聞いて、より良い方法を提案すべきです。

例えば心臓の状態が良くなければシャントはつくりにくいですし、腹膜の状態が良くなければ腹膜透析はしにくい、そんな基本的なことすら、医療機関はちゃんと説明できているのだろうか、と疑問に思うことがあります。

9割以上が施設血液透析という現状が示すように、透析導入が決まると自動的に、施設血液透析への道へ行くようになってしまっていないでしょうか。それも今後変わっていく必要があるのではないかと思ったのが、本書で在宅血液透析を取り上げた動機です。

ただ、在宅血液透析をするにしても、ほかの方法を選ぶにしても、やはり3カ月程度で決めて準備をするのでは時間が足りません。1年以上は時間をかけて、外来に来るたびに説明する必要があると思います。私の場合はパンフレットを渡し、次の外来日までに読んで質問してくださいと伝えたり、スタッフから説明する時間を取るようにしています。

そして、その患者さんが人生で望んでいることは何かということを把握して、身体状態と照らし合わせて選択していけるように努めています。

必ずしも望みどおりにはいかないかもしれませんが、その人の人生なのですからそれを尊重する姿勢は示したいものです。

そのためにも、医療機関に透析方法の選択肢を増やして欲しいのです。つまり施設血液透析だけでなく、在宅血液透析も、腹膜透析も、ハイブリッド療法（腹膜＋施設）も受けられる体制を検討してほしいと切に願っています。

患者、企業、医療機関相互の信頼関係が、働きやすい社会をつくる

医療の進展も含めて、いよいよ人生１００年時代といわれるまでになってきました。「生涯現役」で人生をまっとうしたい、そんな願いを、透析を受けていてもかなえたい、かなう社会であってほしいと思っています。

透析導入のために、「人生をおりる」ような気持ちになってほしくないのです。

そのためには、まず自身の病気を知り、ＣＫＤの進行を遅らせるよう健康管理をするこ

とが大切です。ご家族の理解や協力も、大きなプラス要素となります。

それだけでなく、企業や医療機関も病気のことや患者さんの思いを知り、社会参加を後押しする体制を整えていくことが今後ますます求められます。

なによりも、この三者（ここに患者さんのご家族が加わることもあります）が相互にコミュニケーションを密にし、信頼関係を築くことが、透析患者さんの就労を支える土台とならなくてはいけません。それぞれが、医療機関は病気のことだけ、企業は業務のことだけ、患者さんは自分のことだけしか考えないのでは、成り立たないのです。

私は「治療に支配される」という言い方をするのですが、透析ありきで生活や人生が振り回されてはあまりにもったいないと思うのです。透析治療は、受けなければ命に関わりますから、一生の付き合いになることは確かですが、それと透析ありき、の考え方とは別との認識です。

患者さんが、自分の望む生き方に合わせて、透析をそこに組み入れる、透析を利用する、というのがあるべき透析治療ではないかと思うのです。

「治療のしかたは選べる」との認識をもって、どんどん情報を取り、かなえてくれる医療機関を探し相談すること、それが自由への扉を開くカギとなります。

最後に、当院で透析治療を受けながら経営者として、また企業の第一線で活躍しているお二方の談話を紹介し、本章の結びにかえさせていただきます。

Kさん（60代男性　透析歴1年）

私は現在、企業で執行役員として働いています。透析を始めて2カ月後、復職できました。現在64歳ですので定年まであと1年です。

役員ですから、現在の雇用形態は1年ごとの更新契約です。今後の勤務はまだ明確になってはいないのですが、復職に当たっては代表取締役には事情を伝えており、就業時間内でも時間を見つけて透析を受けることを許可いただくことができました。

クリニックへは週3回、平日に2回、休日に1日を使い通院しています。平日は15時～16時頃から19時までの時間で透析を行っています。

就労している場合、勤務時間を考慮すると平日は夜間透析が好ましいところですが、遅い時間まで対応しているクリニックは少ないと聞きます。私は役員という融通の利く環境や立場なので就労が実現できていますが、実際、夜間透析や休日透析が行えるクリニックが少ないなかで、7～8時間勤務の就労は現実的にはなんらかの特別な環境でないと、難しいのではないでしょうか。融通を利かせてくれる企業が増えてほしいですね。

特に、若い世代のサラリーマンの方が透析を行うようになった場合は、将来のキャリアプランも含めていろいろな障壁を乗り越えていってほしいですし、臨機応変な対応が取れる就業環境が広がっていくといいと思いますね。

こちらに通院するようになり透析を導入してから体調は良好で、うまくコントロールできていますが、同じ透析を行うにもクリニックによって、雰囲気がずいぶん違いますね。

透析時間中に拘束されることといえば、針の穿刺部と透析回路を侵さないようにするのと、行動範囲くらいです。数時間の間クリニックにいなければなりませんが、それ以外は自由です。その時間に医師や看護師から細かなアドバイスをもらうなど、コミュニケーションを取れる時間でもありますよね。その時間が過ごしやすいこと、質問しやすくかつ話しやすいということは、1週間で3回も通うのですから、とても大切ですよね。

透析しながらできる業務であれば、会社に認めてもらえればクリニック内で仕事もできそうですね。

Tさん（40代男性　透析歴20年以上）

私は24歳で起業し、海外との往復など忙しくするなか、27歳の時に原因は分かりませんが突然腎機能が悪化し、透析を余儀なくされました。透析歴はもう20年以上になります。最初は本当に戸惑いました。経営者として売上を伸ばしたいし、体調管理を行いながら経営していくにはどうすればいいのだろうと、試行錯誤の日々でした。

コンディションを保つためには、先生にしっかりと体調と透析との関係について伝える必要があるな、と感じています。私の場合は透析のペースとして、標準化透析量（＝Kt／V）を参考にし、350回転で5時間透析を行うと非常に調子が良くなりました。自分の体調に合った透析のペースをつかんだので、病院でも治療を行いながら仕事をしたいという考えに至り、最初は個室で透析を行えるクリニックを選び、仕事をしながら透析していました。隔日透析を行うようになってから、体調管理がうまくいくようになり、それと同時に事業の売上も向上していきました。

体験して感じることとして、働き盛りの場合、どうしても週に3回5時間以上を捻出しなければならないことは、健康な人と同じように就労を行ううえで、ハードルが高いというのは事実です。だからこそ私にとっては、日曜日に透析ができる場所が必要でした。

数軒のクリニックを経て偶然通りかかったクリニックの診療時間帯に日曜日が含まれていることを知り、連絡をして通院することにしました。

透析の時間は、考え方を変えれば読書やパソコンでの仕事や電話も使える場にもなり得ます。そうした事情を認めて作業させていただけるクリニックは、私にとって本当にありがたい存在です。日常の生活パターンの1つに透析があり、自分にとって制限にならない場であるということは、とてもありがたいことで感謝しています。

おわりに

透析は寝て行えばいい、家でも静かに過ごして命を永らえることができればいい……。わが国では透析治療に対してそんなイメージがしみついてしまっているのかもしれませんが、もはやそんな時代ではありません。

これからの透析は、働きながら、あるいは社会活動をしながら受ける人が増えていくことを見据えて、国にも、就労や社会参加をかなえ維持していくために、透析治療はどうあるべきかを考えてほしいと思っています。

本書で述べたとおり、在宅血液透析はその有望な治療手段の1つであり、筆頭に挙げられるといってもいいくらいです。すべての患者さんに、選択肢として提示されてもよいと思っています。しかし現実には、あたかもそうしたやり方は存在しないかのように、選択の余地なく施設血液透析へと移行する患者さんが大半です。

現在の診療報酬制度では、導入にあたっての患者教育や在庫管理など、在宅血液透析により医療従事者に付加される業務に対し、十分に応えられていないと感じており、それが、医療機関の在宅血液透析参入を阻む壁をつくっていると感じざるを得ません。国にはぜひ診療報酬の見直しを検討いただきたいです。

また、超高齢社会を背景とし、介護施設の入居者が、透析のために医療施設に通うケースもたいへん多くなっています。在宅血液透析で介助者に認められている止血処置や、腹膜透析で患者自身が行っているカテーテルの管理などの、医療行為の一部が介護職にも認められるようになれば、介護施設入居後の透析方法によりバリエーションが増え、患者さんに負担の少ない透析治療が可能になると考えます。患者さん自身や介助者が行っていることですから、介護職の方も一定期間の研修を受けるなどで習得は可能と考えます。透析における介護職の医療行為の範囲拡大もぜひ検討いただきたいです。

ＣＫＤ治療にかかる薬価が高額にのぼることも、ＣＫＤのコントロールを不良にし、透析患者数を増やす要因になっていると感じています。経口吸着炭素製剤をはじめ、腎性貧血治療薬、リン・カリウム吸着薬、活性型ビタミンＤ製剤など、患者さんは何種類もの薬を必要とし、調剤料や管理料を含めれば3割負担でも相当の支払額となります。「これなら早く透析になって、医療費がただになるほうがいい」と、面と向かって言う人もいます。

最後となりましたが、腎移植についても私の思いを述べさせていただきます。

腎代替療法を語るうえで「腎移植」を外すことはできません。

腎移植は腎代替療法の根治治療です。生体の腎臓が働いている状態が本来の姿ですから、私は必ず、慢性腎不全の患者さんには移植という方法もありますよ、と提案しています。しかし、日本ではなかなか進んでいないことを残念に思っています。

国民性による死生観の違いもあり、献腎移植は欧米に比べ格段に少ないのはしかたない一面もあるでしょう。生体移植も献腎移植も、移植技術および免疫抑制剤の発達により、生着率が向上しています。

白血球の型であり、適合性の判断に使われるＨＬＡは、一昔ほどの意味をもたなくなってきているのです。他人である夫婦間移植でも、肉親から提供された臓器と同様に、問題なく生着しますので、かつて移植を検討したがＨＬＡの適合性が低いと言われ、諦めた方は再度、医療機関に相談してみてはいかがでしょうか。

腎臓病は生活の質を著しく落とす疾患です。人生100年時代に「生涯現役」をかなえるためには、病気にかからないようにすることと、かかってしまったらコントロールをよくして機能低下を防ぐこと、腎不全の段階でできるだけ生活の質を落とさない代替療法を選ぶこと、そして病状の各段階において適切な判断が求められます。それをサポートする法律なり、制度なり、体制・環境づくりを皆で考え構築していくことで、明るい未来が拓けていくと信じています。

鈴木孝子（すずき・たかこ）

1992年3月、長崎大学医学部医学科卒業。東京大学医学部附属病院、小平記念東京日立病院、社会保険中央総合病院で勤務。2000年3月に東京大学大学院医学系研究科・医学部内科学専攻博士課程修了。高島平中央総合病院腎臓内科部長、森山リハビリテーション病院腎臓内科部長を経て、2007年4月より駒込共立クリニック院長。2011年6月に南青山内科クリニックを開業。

本書についての
ご意見・ご感想はコチラ

「生涯現役」をかなえる在宅透析

2021年7月15日　第1刷発行

著　者　　鈴木孝子
発行人　　久保田貴幸

発行元　　株式会社 幻冬舎メディアコンサルティング
〒151-0051　東京都渋谷区千駄ヶ谷4-9-7
電話　03-5411-6440（編集）

発売元　　株式会社 幻冬舎
〒151-0051　東京都渋谷区千駄ヶ谷4-9-7
電話　03-5411-6222（営業）

印刷・製本　瞬報社写真印刷株式会社
装　丁　　弓田和則
装　画　　赤倉綾香（ソラクモ制作室）

検印廃止

ISBN 978-4-344-93417-7 C0047
幻冬舎メディアコンサルティングHP
http://www.gentosha-mc.com/